失智症完整照護計畫

六個簡單步驟指引，
給照顧者最全面的管理指南

安德魯‧E‧巴德森（Andrew E. Budson）
莫琳‧K‧奧康納（Maureen K. O'Connor）———著

劉又菘———譯

晨星出版

爲失智症照顧者指引一條清晰的道路

《失智症完整照護計畫》是由安德魯・E・巴德森與莫琳・K・奧康納聯手撰寫，爲失智照護者和家人們，提供失智症的認知退化症狀，與精神行爲問題的實用指南。

本書對我最大的幫助是作者創立了一個分析失智症狀的流程，也就是行爲改變ABC，協助我們辨別症狀的前驅症狀、發作的強度與頻率，以及可能帶來的後果。透過這個分析框架，照護者可以及早發現行爲問題的徵兆，及時幫助病患脫離不舒服的環境、身體的不適，以及重複行爲的迴圈，進而減少精神行爲症狀的頻率，改善病患與家屬的生活品質。

作者也分享了豐富的實戰經驗與技巧，不僅深入淺出地介紹了失智症的醫學知識，還提供了一系列有效的照護策略和溝通技巧，幫助照顧者更好地應對失智照護出現的各種挑戰。

書中從認識失智症的基本概念出發，詳細闡述阿茲海默症等不同類型的失智症，並指出其他可能導致失智症的疾病。隨後，作者們系統性的介紹處理記憶、語言、視力問題，以及應對情緒和行爲問題的最佳方法。這些策略不僅包括藥物治療的相關知識，還有建立照護團隊和維持與照護者及被照護者關係的重要性。更爲重要的是，作者們強調了未來規劃的必要性，從財務規劃到醫療照護，再到與患者就臨終問題展開的對話，無一不體現了全面而深入的考量。

本書的核心價值，在於它不僅提供了理論上的指引，更結合實踐中的策略，如行為改變ABC、4R原則以及三個時間原則等，能夠幫助讀者在日常照護中有效應對失智症患者可能出現的各種困難和挑戰。

行為改變ABC是一種分析失智症患者行為背後原因的方法，它包括三個部分：先兆（Antecedent）、行為（Behavior）、和結果（Consequence）。先兆是指導致某一行為發生的情境或事件；行為是患者的具體行為表現；結果則是這個行為之後發生的事情，可能是環境或照護者的反應。通過識別這三個組件，照護者可以更好理解特定行為的原因，並根據這些信息調整照護策略。

4R原則包括四個關鍵詞：安撫（Reassure）、重新審視（Reconsider）、引導（Redirect）和放鬆（Relax）。這一策略能夠幫助照護者在面對患者的挑戰性行為時，能夠保持冷靜並有效應對。首先是用安撫的語言和肢體語言讓患者感到安全；然後重新考慮當前的照護方法，看是否需要調整；接著引導患者的注意力到其他活動或話題上；最後，照護者也需要學會放鬆，以保持自己的情緒穩定，從而更好地照護患者。

三個時間原則是指慢慢來、一次只做一件事、及時讚美。這一策略強調在與失智症患者互動時的溝通技巧。慢慢來，給予患者足夠的時間來理解和反應；一次只做一件事，避免過多訊息同時傳遞，造成患者混亂；及時讚美，鼓勵和肯定患者的正面行為，增強他們的自信心和合作意願。

因此，本書特別適合那些尋求理解失智症深層原因及其對患者行為和情緒影響的照護者。照護者不僅能學到如何有效應對記憶衰退、溝通障礙等問題，還能獲得失智症患者服用藥物的重要知識，了解哪些藥物可能對

患者有益，哪些可能有害。此外，還涵蓋了如何建立和維護照護者自身的心理健康和社會支持系統，強調與其他照護者和專業人員合作的重要性，以及如何為患者的未來做好規劃，包括財務、法律以及終末期照護的準備。另外，書中還收錄了台灣的照護資源，為照顧者提供了寶貴的支持和幫助。

　　總的來說，《失智症完整照護計畫》對於所有面臨失智症照護挑戰的家庭成員和照顧者而言，都不容錯過的寶貴讀物。它不僅深化了讀者對失智症的理解，更重要的是，提供了一條清晰的道路，引導照顧者們在這條充滿挑戰的旅程中，能夠更有信心和力量地前行。

林舜穀 中醫師

中醫失智症照護專家

台灣中醫家庭醫學醫學會 常務監事

國立陽明交通大學傳統醫藥研究所 助理教授

前言

「我一直覺得自己是很有耐心的人，但如果他再問一次我們今天要幹嘛，我覺得我會爆炸。」

「我愛我老婆，但我真的沒有時間顧到我自己了——我一直沒機會去健身房或跟朋友相聚，甚至是去看醫生。」

「他想開車，但我不確定這樣真的安全嗎？」

「我這輩子從沒偷吃過，但在83歲，我的妻子卻指責我有外遇。」

「現在每天晚上都會發生這種情形——她一直說她要『回家』，但我們已經在家裡了。」

「他不願意使用助行架走路，我很擔心他會摔倒。」

「當她來不及到廁所之前就便溺時，我真的不介意幫她清理，但現在當我想幫她清洗時，她就會跟我吵架。」

「當我從理髮店返家，他問我是誰——他是真的認不出我了。」

「昨天我發現瓦斯爐上有一個平底鍋著火了，所以現在我真的不能再讓她獨自一人了。」

這些經歷是不是聽起來很耳熟呢？

你是否意識到，當你解決了一個問題後，又會冒出另一個問題，然後你好像什麼事都沒解決一樣？

你是否覺得沒有人能處理你正在面對的所有問題？

你是否感到沮喪，因為似乎沒有人能真正了解你正在經歷的一切？

你自己的健康是否已經開始受影響了？

你是否想了解失智症的病因，以及如何應對相關的問題呢？

你是否擔心一些正在使用的藥物其實會使病情惡化？

你是否想了解哪些藥物可以改善病情？

你是否想找到新的方式來維護與你所愛的人的關係？

你是否已經疲憊到有時想結束這一切？

如果這些問題中有一題符合你的現況，那麼這本書就是為你而寫。我們可以為你提供一臂之力。照顧患有阿茲海默症或其他失智症的人可能是一件最令人沮喪、疲憊和心碎的事情，但它也可以為你帶來滿足和價值。我們將告訴你如何成為阿茲海默症患者有力的家人照顧者和看護人員。在本書中，我們會解釋不同問題和行為出現的原因，以及在當下該如何應對。我們會檢視哪些藥物是對病情有益，哪些藥物可能會使病情惡化。我們會告訴你要如何照顧好自己，以及為什麼這對你和你所愛的人來說相當重要。我們也會告訴你如何維護與你所愛的人的關係，以及如何規劃未來。

在我們作為神經科醫生和神經心理學家的實務經驗中，我們已經與數千個像你一樣正在為失智症煎熬不已的家庭合作過了。我們為他們提供了在溝通上的建議，藉以有效處理那些棘手的情況。另外也針對他們的親人可能會有的虛假記憶、幻覺、遺忘他們，或者認為他們已被替身取代等狀況說明原因。我們還幫助他們應對顫抖、跌倒、徘徊行為、焦躁、侵略性行為和失禁等問題。這本書給了我們一個機會可以透過六個簡單的步驟與你談談上述這些主題。

最後，可能有些人會想知道這本書與我們之前的著作《管理記憶的七

個步驟：什麼是正常，什麼不正常，以及該怎麼辦》（暫譯）（SevenSte
pstoManagingYourMemory:What'sNormal,What'sNot,andWhattoDoAboutIt）
有何不同。從實質層面來看，這本書會是那本書的續集。《管理記憶的七
個步驟》專注於對輕微記憶問題感到擔憂的長青族，他們可能正處於正常
老化、輕度認知障礙或僅有阿茲海默症或其他失智症的早期階段。它詳細
討論了如何區分正常老化和阿茲海默症的發病狀況，以及醫生應該如何進
行評估診斷；輕度記憶問題有哪些治療方法（或通常伴隨而來的憂鬱和焦
慮），如何透過飲食和運動優化大腦健康；以及如何透過活動、態度、策
略和輔助手段來強化記憶。總之，《管理記憶的七個步驟》是為患有輕度
記憶問題的族群所寫的。相比之下，本書是為失智症已經進展到輕度階段
以上的患者家庭，以及那些知道病情正在朝這個方向發展並希望立即開始
規劃未來的家庭所寫。

致謝

　　之所以會寫這本書的原因得多虧那些阿茲海默症和其他失智症患者家屬所提出的問題。我們感謝那些給予我們靈感和指導的人。我們也感謝那些閱讀本書並提供寶貴反饋意見的朋友和家人：George Null、Richard Budson、Sandra Budson、Burt Shnitzler、Judy Bergman、Olga Quinlan、Pam Molnar、Eric Bender、Fred Dalzell、Peter Grinspoon、Ron Elliott和Ceci McVey；沒有你們，我們無法完成這本書。我們還要感謝我們的同事和指導老師，他們教導了我們如何關心失智症患者，包括Paul Solomon、Elizabeth Vassey、Kate Turk、Ana Vives-Rodriguez、Chad Lane、Kirk Daffner、Dan Press、Chris Jagiello、David LaPorte、Michael Franzen、Keith Hawkins、Richard Delany、Patricia Boyle、Malissa Kraft、Lee Ashendorf、Helen Denison和Edith Kaplan。

　　本書的內容源自作者在他們自己的執醫經驗中所遇過的病例，以及針對本書所用的文獻資料。這些審訂和寫作工作都是在清晨、深夜、週末和度假期間進行。他們利用工作之外的閒暇時間完成本書。

簡言

照護患者很辛苦。無論你照護的對象是配偶、父母、祖父母、兄弟姐妹、其他家庭成員還是朋友，都會感到困難艱辛。即使你每天多出10個小時的額外時間，要處理各種伴隨失智症的種種問題也都舉步維艱。照護患有失智症的親人有時候感覺像是一場漫長而孤獨的旅程。這就是為什麼我們在這本書中放進兩個故事，藉此提醒你並不孤單。我們希望其中一個故事能與你產生共鳴。現在，讓我們來看看第一個故事。

傑克和莎拉的故事

「爸爸，你在哪？」莎拉（Sara）對著手機問道。「你的鄰居打電話給我，她看到你家冒煙了。我現在已經在這裡了。你好像有開瓦斯爐在用鍋子煮東西。」

「噢，不是吧，又來了！」傑克（Jack）驚呼道「我想要做一個……做一個那種加了蛋和起士的東西，但我沒有起士。所以我出去買了一些。」

「好，但如果你要離開家，就得把瓦斯爐關掉啊！」

「我以為我已經關了啊！──我甚至貼了便條紙來提醒自己，但我肯定是忘記了。」

「你現在可以回家嗎？我們需要清理一下。」

「嗯，還有一件事……說真的，看到你打電話給我，我有點高興，因為我有點迷路了。」

莎拉深吸了一口氣，她心想，他以前明明對這個城市熟門熟路。

「好的，我剛問了一個人。」傑克繼續說道「他說我在潘納大道（Panner Avenue）附近的緬因街（Main Street），正朝著東邊走。」

「這樣你直接往回走，15分鐘後你就會回到你住的社區。」

「好，太好了。那你可以先別掛電話嗎，我怕我又迷路了。」

莎拉聽到了一聲尖銳刺耳的聲音，接著是一聲巨大的爆炸聲響。

「爸爸，那是什麼聲音！你沒事吧？」

「啊，莎拉，我的輪胎應該爆了。我想是因為停得太靠路邊。」

「爸爸，你待在那裡別動！」莎拉說，然後走出了屋外「我會去接你，然後我們再處理你的車子。」

由於四年前被診斷出患有阿茲海默症，以及一些小中風，莎拉明白她父親的記憶因此受損並會越來越惡化。她一直在幫助他維持良好的飲食作息、鍛鍊身體，並且設定時間協助提醒他可以獨自生活並注意自己的健康。她很高興自己可以和爸爸一起好好面對這樣的病情，讓他能夠繼續獨自生活的狀態。然而，對於現在發生的這件事，莎拉擔心她的父親已無法再過上太久的居家生活。她知道他還沒有準備好要入住長照中心，他們也支付不起退休社區或輔助生活的費用。她在思考是否應該讓他搬到她這邊和孫女一起住，但她擔心這將會為她帶來更多的負擔。她不知道該怎麼辦。

現在，讓我們看看另一個故事。

妮娜和馬丁的故事

馬丁（Martin）一直以來都是獨自照顧妮娜（Nina）的失智症。他很自豪自己還有能力讓妮娜持續居家生活。

「等等，親愛的，我馬上來。」馬丁看了看時鐘說，現在是凌晨3點15分。他從床上起身，跟上了在走廊上的妮娜。

「我知道你剛剛想去上廁所。」他說，一邊脫下濕透的睡衣和吸水內衣。「你只是來不及，沒事。」

他帶著她進入浴室，讓她坐在馬桶上，好讓她能夠再排出一些尿液。

「好了，我來幫你洗乾淨。」馬丁說，並他清潔她的皮膚，幫她換上新的內衣和睡衣，然後回到床上。

馬丁剛要清潔走廊時，她說：「我要去。」

「親愛的，你剛剛去過了，」他說「回去睡覺吧。」

「我要去。」她再次說，坐在床上。

「我們可不可以不要每天晚上都得這樣！」他說，走進臥室。

然後馬丁看到她眼中的迫切的神情，突然明白了什麼「好吧，如果你還想上廁所，我們就去吧。」

但時間已經太晚了。她的內衣、睡衣和床單現在都被弄髒了。他再次帶著她到浴室裡，稍微擦拭一下她的身體，然後扶她坐在馬桶上。

「你還想再尿嗎？」她搖搖頭。

「好，讓我們把你弄乾淨然後回床上睡覺吧。我幫你弄個溫暖的泡澡浴如何？」他微笑地說。

他開始放水到浴缸裡。在哄了她一會之後，她坐進了充滿泡沫且乾淨的水中。「好吧，你就在浴缸裡放鬆一會，我去打掃一下。」

十五分鐘後，她換上了第三套內衣和睡衣，把自己塞進在床上乾淨的床單和毯子裡。

馬丁躺在她旁邊，輕輕撫摸著她的頭髮，直到她入睡。然後他起床，做完臥室、走廊和浴室的清潔工作。最後，他把髒的床單、毛巾和睡衣放進洗衣機。

當他再次爬回床上時，他看了看時鐘。凌晨4點30分。嗯，希望我還能多睡一個小時，他想著，然後閉上了眼睛。

莎拉和傑克，還有馬丁和妮娜的故事，你們是否覺得也心有戚戚焉呢？在本書中，我們會一直跟著這些人、這些事，來解說治療阿茲海默症和失智症的六個步驟。我們將隨著他們的故事一起深入了解失智症（**步驟一**），並學習如何應對隨之而來的問題（**步驟二**）。我們將發現哪些藥物

可以幫上忙,哪些可能實際上會使病情惡化(**步驟三**)。我們將看到他們如何建立他們的照護團隊,並學會如何照顧自己(**步驟四**),以及如何在患有失智症的狀態之下維持與他們所愛的人的關係(**步驟五**)。最後,我們將看到他們如何計畫未來,包括善終和以後的生活(**步驟六**)。

我們希望這些故事——這是我們與這些家庭合作時真實會遇到的情況——以及我們提供的指引和其他見解,能使你更容易理解你所面臨的問題及其影響。但是,如果你想要跳過故事來閱讀本書,當然也沒問題。我們歡迎大家用不同的方式來閱讀本書。

請注意,在本書中,我們試圖做到面面俱到——討論幾乎所有可能出現的問題。我們當然不希望您的親人有所有,甚至一半的這些問題。但我們希望您能為這一切做好準備。

話不多說,現在我們轉向第一步,了解什麼是失智症,以及它與阿茲海默症的關係。

目錄

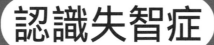

步驟一

認識失智症

每個人都聽過「失智症」和「阿茲海默症」這兩個名詞,但並不是每個人都確切了解它們的含義以及它們之間的關係。

在一切開始之前,我們首先需要清楚理解什麼是失智症和阿茲海默症。

第1章

什麼是失智症

妮娜和馬丁的故事

「早安，妮娜，該起床準備去看醫生了。」他盡可能地保持愉快。

當他們走向浴室時，她看他的眼神充滿愛意。然後，他手把手地幫她刷牙。接著回到他們的臥室，他為她挑選衣服，幫她穿上，首先是一件免洗內衣褲。

然後，他把她輕輕安置在一張扶手椅上，好讓他可以開始打理自己。

日常能力受損

當人們記憶和思考能力的問題嚴重到無法獨立生活時，表示他們已經患有失智症了。人們被診斷患有失智症時通常需要滿足以下三個條件：

1. 當自己、家人或醫生注意到患者的記憶和思考能力有明顯的下降。
2. 在正式的思考和記憶測試中出現明顯損害。
3. 思考和記憶的能力衰退干擾他們的日常生活。

失智症的四大階段

失智症通常分為四個階段：

- 非常輕微
- 輕度
- 中度
- 重度

非常輕微的失智症患者會在一兩個複雜的日常活動上出現困難，例如做家務、支付帳單、烹飪、購物或服藥，而輕度失智症的人在這些活動中大多都會遇到困難。若在一兩個簡單基本的日常活動時出現困難，如穿衣、洗澡、進食、使用廁所，以及控制大便和小便，則表明失智症已處於中度階段，而無法完成大多數的日常基本活動時，就是進入到重度階段。每一個階段的持續時間約為1到4年。從非常輕微階段診斷出失智症到死亡的總時長大約落在4到16年之間，但是更常見的狀況是持續6年到12年。

失智症可能由許多不同的疾病引起

失智症本身並不是一種疾病，而是具有許多不同原因的症狀。它類似於頭痛。頭痛可能由許多不同的原因引起，如肌肉緊張、偏頭痛、血塊或腫瘤。就像頭痛一樣，失智症的某些致病原因是相對輕微且容易治療，但也有其他致病原因是更為嚴重，可能無法治療。阿茲海默症就是一種會導致失智症的疾病。實際上，它是失智症的致病原因，占失智症病例60%至70%，這就是為什麼人們經常將阿茲海默症和失智症混淆。失智症其他常見的原因包括血管型失智症、路易氏體失智症和額顳葉失智症。我們將在

第2章和第3章中了解這些導致失智症的具體原因。

妮娜和馬丁的故事

馬丁想起這一切的起點：從妮娜有記憶和執行複雜任務上的困擾開始。她可能會忘記支付某個帳單，或者重複支付帳單。她無法算清楚她的支票簿。她對於過去熟練多年的幾個電腦軟體，開始變得越來越不熟用。

妮娜告訴她的醫生關於她在記憶能力上的困擾。醫生與他們倆一起討論了她的症狀，並要求進行一些血液檢查和大腦的MRI造影。護理師交給馬丁一份問卷填寫，同時也給妮娜進行了15分鐘思考和記憶能力的筆試。

初級照護者的判斷方法

在一般的情況下，初級照護提供者可能能夠給予您所愛的人一些診斷。任何失智症評估的基本要素包括症狀回顧、血液檢查、思考和記憶能力的筆試，以及大腦斷層掃描（如下一段所述）。醫生通常會開始檢查是否有與思考、記憶、語言、行為、大小便失禁或行走等相關問題上的困擾。

此外，也會去檢視患者所服用的藥物，以確保藥物是否損害你所愛的人的記憶、平衡或其他功能（參見第12章）。對血液的檢查包括基本的血液測試，以確保在血清生化報告上沒有出現感染的跡象，以及透過特殊的檢測來排除維生素缺乏和甲狀腺問題。思考和記憶能力的筆試也是至關重要的環節，因為不同的表現模式可能暗示不同的疾病。在初級保健場域中，通常會以簡單的的思考和記憶能力的篩查測試來進行診斷。這些篩查測試需要5到15分鐘，通常包括記住幾個單詞、畫一個時鐘，以及進行簡單的算術運算。

　　醫師可能會讓患者進行基本的大腦成像掃描包括磁共振成像（通常稱為MRI）和電腦斷層造影掃描（常稱為CT或CT造影。）MRI會透過強力的磁性來檢查大腦，能提供比CT掃描更好的造影，後者則是透過X光來檢查，但任何一種檢查都能顯示大腦結構所出現的問題。MRI或CT造影可以檢測出腦部疾病，如中風、出血、腫瘤、積水、多發性硬化、感染以及許多其他疾病。還可以看到大腦萎縮（縮小）的模式，這也許在一些腦部疾病中是常見的現象。然而，大腦萎縮的模式只是醫生在做出診斷時可以評估的證據之一。在一般的情況下，我們不能只藉由查看大腦影像掃描來確定某人是否患有特定的腦部疾病。

妮娜和馬丁的故事

　　妮娜對醫生的建議感到驚訝，她驚呼道：「MRI和血液檢查沒有顯示任何問題，我只在記憶檢測上遇到一些困難，但你卻要將我送到記憶中心治療？難道這不只是正常的衰老嗎？」

　　醫生解釋說：「這也是有可能的。但當某人像你一樣這麼聰明，不管受過了多少高等教育，像我給你的這些基礎篩查可能仍無法檢測到微小的思考和記憶問題。我想要將你送到一位神經心理學家那裡去，他可以提供你更具挑戰性的檢測，這些檢測將能夠確定你在思考和記憶能力上的些微弱化是否是正常衰老的一部分，還是失智症的開始。」

不準確的篩查測試

　　在解釋思維和記憶檢測時，我們需要考慮智商以及其他因素，例如患者的文化、職業和任何既有的學習障礙。因此，可以在初級保健場域中快速執行的篩查測試是無法適用於每個人。有時，這些檢測可以檢查出當下

發生的記憶障礙，然而，實際上其問題可能源自終身的學習障礙或其他因素。篩查測試也可能忽略存在於高智商者之中較小但真實發生的記憶喪失症狀。在這些情況下，最好諮詢神經心理學家或其他記憶治療專家。

神經心理學家評估和診斷

　　神經心理學家接受了高等專業培訓，可以透過筆試和問卷的使用和解讀來幫助診斷大腦疾病的心理學家。神經心理學評估將考慮某人接受教育的年限、年齡、文化差異、過去的學習障礙、當下或以前的精神障礙，以及可能影響個體在思考和記憶檢測中表現的其他因素。對於大多數的檢測而言，結果並非只是「通過」或「不及格」的分數顯示，而是會與年齡相同且背景相似的其他受測者結果來進行比較。例如，對於80歲人來說正常的測試結果但放在一位50歲的人身上就會是個問題。一旦他們更理解患者在思考和記憶上的相對優勢和劣勢，神經心理學家便能提供具體的建議，幫助人們改善他們的日常生活。

妮娜和馬丁的故事

　　當她在記憶中心得知診斷時，妮娜說：「我確定一下我有沒有理解錯。您的意思是，儘管我只是輕微的失智症，但您認為它源自阿茲海默症和路易氏體失智症這兩種疾病？」

　　「是的，您在記憶檢測中有一些問題，呈現出類似阿茲海默症的模式。具體來說，即使您聽到一些資訊並且能夠將其複述出來，但仍有部分信息會迅速被遺忘。在阿茲海默症中，快速遺忘很常見。」神經心理學家解釋說。

　　「好的，但路易氏體失智症呢？」

　　那位神經學家傾身靠著椅子。「您還記得您告訴我有好幾晚在臥室看到狗

或其他動物的情況嗎？馬丁告訴我您在睡覺時會四處走動——有時非常激動——就像您在把夢境演出來一樣？」

「是的。這就是您覺得我有路易氏體症的依據嗎？」

「還有您手部也輕微的抖動，身體有輕微的僵硬感，以及走路時在地板上有一些刮擦聲。」

神經學家診斷和治療大腦疾病

　　神經學家是專門診斷和治療大腦與其他神經系統部位疾病的醫生。在評估患有記憶障礙的患者時，神經學家會仔細觀察可能干擾記憶力的任何因素，並在評估過程中研究患者的醫療病史、目前使用的藥物、個人習慣、生活方式因素、家族病史、身體和神經系統檢查結果、血液檢查和大腦造影研究結果。請注意，儘管簡單的記憶力評估不需要神經學家或其他專家，但如果評估的結果不易釐清，或者基本評估的結果無法得出答案時，則需諮詢神經心理學家、神經學家、精神科醫生、老年病學醫師或其他記憶專家可能會有所幫助。你的親人可能會被初級照護提供者轉介給這些專家，或者你也可以決定尋求上述這些專家的第二意見。

　　除了執行大多數醫師通常都會執行的身體檢查外，神經學家還會執行一項專門的神經檢查，以尋找大腦或神經系統的任何問題。此檢查能找出像中風、腫瘤、帕金森氏症、顫抖、多發性硬化和許多其他可能導致思考和記憶問題的疾病。視覺和聽覺的能力也會被評估，因為如果一個人的視覺或聽覺能力不佳，就會無法處理、理解和記住通過耳朵和眼睛進入的資訊。

　　並非所有神經學家都專門治療記憶障礙疾病，因此，如果你的親人因失智症而去看神經學家，請確保該醫生接受過或具有記憶障礙疾病的培訓

或經驗。精神科醫生和老年病學醫師也可能是接受過失智症培訓的醫生；他們可能是你住家附近最適合你親人看診的專家。

總結

　　失智症一詞係指會阻礙日常生活機能的思考和記憶漸進損傷。失智症不是一種特定的疾病，而是具有多種病因的症狀。阿茲海默症是最常見的失智症病因。在診斷非複雜的失智症病例時，初級照護提供者便能進行診斷。而當診斷結果複雜難解時，可能就需要專家，如神經心理學家、神經學家、精神科醫生和老年病學醫師的協助。若要更詳細地討論失智症的評估和可能的原因，請參閱我們的書《管理記憶的七個步驟》。

讓我們看看一些例子來說明在本章學到的知識

Q 你對於親人的記憶力下滑症狀感到擔憂，並帶他們去看醫生。醫生診斷他們患有失智症。你對這個診斷滿意嗎？

A 不！失智症本身不是一種疾病，而是具有多種不同病因的症狀。回去找醫生，問問是什麼導致罹患失智症。如果他們無法給你答案，你需要將親人帶到懂這方面的專家那裡。

Q 失智症和阿茲海默症是一樣的嗎？

A 不是。失智症是一個通用術語，表示思考和記憶能力已經惡化到影響日常生活機能的程度。阿茲海默症只是失智症的眾多病因之一。其他引起失智症的原因包括中風、感染、維生素缺乏和其他神經系統疾病。

Q 我確信我的親人患有失智症，但我還沒有帶他們去看醫生。醫生實際上能夠提供什麼幫助嗎？

A 是的！就醫是最重要的。他們可能有感染、維生素缺乏、甲狀腺問題或憂鬱症，經過治療後，他們的記憶可能就會改善，甚至恢復正常。此外，在步驟3中，我們將討論可用於幫助記憶障礙患者的藥物，這些藥物可以真正的發揮效果。

什麼是阿茲海默症

現在我們了解了失智症這個詞的含義，接著，我們準備要來了解導致失智症的主要神經疾病，首先是最常見的阿茲海默症。

阿茲海默症的特徵

1906年，一位名叫阿洛伊斯・阿茲海默（Alois Alzheimer）的精神科醫生在顯微鏡下觀察了某位患者的大腦組織，首次看到這些澱粉樣斑塊和神經原纖維糾結。我們現在知道，斑塊是由一種叫做 β 澱粉樣蛋白（Beta-amyloid）的蛋白質、部分腦細胞以及其他存在於細胞之間和細胞外的物質混合而成。儘管我們無法確切知道 β 澱粉樣蛋白的正常功能是什麼，但每個人的大腦都會生成這種物質。它可能也會參與擊退大腦感染病的任務。然而，當 β 澱粉樣蛋白積累過多而形成斑塊時，就會發展出阿茲海默症。

有很多研究試圖理解澱粉樣斑塊和認知功能之間的確切關係。其中一種解釋如下：當斑塊首次形成時，它們不一定會引起問題，但只要大腦中的「清理細胞」（大腦免疫系統的一部分）開始對斑塊做出反應，就會引發炎症反應，干擾了大腦細胞之間的溝通連結，進而阻礙大腦功能的運作。

腦細胞受到斑塊的損傷會導致神經原纖維糾結形成。我們稱它們為

「糾結」是因為在顯微鏡下它們看起來像糾結的線。這些糾結由tau蛋白組成的，這是腦細胞（也稱為神經元）的細胞骨架和營養系統的其中一部分。最終，隨著阿茲海默症的進展，越來越多的腦細胞受到斑塊的損害，形成糾結，並且死亡。

傑克和莎拉的故事

莎拉（Sara）手拿著海綿，正在幫她的父親傑克（Jack）清理廚房，因為他把瓦斯爐開著忘了關。

「爸，你知道你這裡有多少罐玉米嗎？」傑克和莎拉站在櫥櫃旁。

「天哪！裡面一定有20罐玉米了吧！」

「有23罐，我數過了。」

「哦，我想我是忘記有幾罐了。我得記得不再買玉米了。那個，我把筆記本放哪了……。」

莎拉繼續清理著冰箱。

「爸，你知道你這裡有食物壞掉了嗎？」

「是嗎？我可能是忘了。」

莎拉想到她的父親自4年前被診斷出患有這種疾病以來，他的病情已經惡化了。她嘆了口氣，當她丟掉可能是一個月前的雞肉時，便知道他的失智症肯定變得更嚴重了。

阿茲海默症的不同階段

阿茲海默症是一種在出現任何可以察覺的症狀之前就已經在大腦中發生的疾病。隨著時間的推移，思考和記憶能力會開始受影響。當思考和記憶的惡化開始對身體功能造成問題時，就會出現失智症。

若是非常輕微的阿茲海默症，身體功能只會受到輕微損害；例如，患

者可能再也無法像以前那樣進行複雜的事情，像是重新裝修浴室或主辦大型晚宴。他們會有記憶問題，經常把東西搞丟，並且可能很難找到想要表達的詞語。

在輕度阿茲海默症中，遺忘和其他與思考有關的障礙會開始阻礙更常見的活動，如做飯、購物和支付帳單。在熟悉的地方迷路，反覆問同樣的問題和覺得所有新聞都很新鮮，因為新資訊會很快被遺忘。

在中度阿茲海默症中，包括穿衣和洗澡在內的日常生活的事情會變得困難。學習新資訊幾乎是做不到的事，嚴重的話會出現找不到詞語表達的問題，並且可能出現行為和個性上的變化。

在重度的阿茲海默症中，患者將很難進行交流與認出家人，以及出現膀胱和腸道失禁的狀況。

阿茲海默症並非正常老化

考慮到阿茲海默症非常常見於70多歲和80多歲的人之中，人們合理懷疑阿茲海默病是否只是一種正常老化。然而，有許多人可以活到90多歲甚至100多歲，且無論是臨床上還是病理學上（他們死後在顯微鏡下觀察他們的大腦）都沒有患上阿茲海默症。據估計，事實上85歲以上的人大約有一半是沒有患上阿茲海默症或任何其他類型的失智症。因此，儘管阿茲海默症隨著年齡增長更為常見，但它不是正常衰老的一部分。

你可能會想知道阿茲海默症比較常見於女性或男性。在美國，65歲及以上的阿茲海默症患者中，約有三分之二是女性。為什麼會這樣？部分答案是隨著人們年齡增長，阿茲海默症會更為常見，而女性比男性壽命更長，但這可能不是唯一正解。仍有其他解釋正在被積極證實中。

🔹 有阿茲海默症的家族病史與患病風險

由於阿茲海默症是老年期影響思考和記憶力最常見的疾病，因此我們都有可能患上這種疾病，到了85歲，患病風險接近40％。如果家裡的父母或兄弟姐妹出現類似阿茲海默症的記憶問題，則會增加患上阿茲海默症的風險，使記憶問題更有可能是源於阿茲海默症而非其他原因所致。例如，在65至70歲之間患上阿茲海默症的風險在沒有家族病史的情況下約為1.5％，而具有家族病史的人的風險則會上升到3％至6％之間。但僅僅因為有家族病史而增加風險並不意味著你一定會患上阿茲海默症。確實也有許多具有阿茲海默症家族病史的人從未患上該疾病。

我們也知道，有些人的基因就比較會產生過多β澱粉樣蛋白或無法清除足夠β澱粉樣蛋白。可能導致阿茲海默症的最常見的基因變異是APOE-e4基因，它似乎與減少對於β澱粉樣蛋白的清除量有關。這種基因是具有阿茲海默症家族病史的人更容易患病的主要原因之一。但我們不建議對其進行檢測，因為它不能確定是否與阿茲海默症的致病有關，也不能確定未來是否會發展阿茲海默症。

🔹 腰椎穿刺檢測

在大多數情況下，阿茲海默症可以使用第1章中描述的標準評估來正確診斷。然而，當強烈懷疑患有阿茲海默症，但存在一些異常情況時，例如患者年齡小於65歲，或早期出現運動或行為方面的改變，醫生可能會建議進行腰椎穿刺，以分析脊髓液中β澱粉樣蛋白和tau蛋白的水平。在一般的情況之下，我們不會使用這種檢測，因為這對易於診斷的多數患者是不必

要的，而且該檢測的準確率約為85%到90%，並非百分百完全確定。

　　腰椎穿刺，通常又稱為脊髓穿刺（spinal tap），聽起來可能令人恐懼，但實際上它是一種非常安全且簡單的檢測，對大多數人來說比插入靜脈內的靜脈導管更不痛苦。如果醫生建議進行此檢測，你的親人首先要坐下或側身躺下，背對著醫生，縮成一小團，將肩膀往下拉，將膝蓋抬起。醫生會找到合適的位置，仔細清潔部位，並且上一些麻醉劑（就像在牙醫診所一樣），插入一根非常細的針，並取出一小部分脊髓液，以檢測 β 澱粉樣蛋白和tau蛋白的水平。

PET造影檢測

　　澱粉樣蛋白和tau蛋白的正子斷層造影（PET）能夠正確識別阿茲海默症的斑塊和糾結，準確率在90%到95%之間。然而，大多數情況下，阿茲海默症的診斷都會非常明確，不需要進行這些掃描。與腰椎穿刺一樣，只有當情況不尋常時，這些PET造影才可能有助於確保診斷的準確性。這兩種特殊檢測提供類似的資訊，選擇哪一種取決於成本和可用性。

　　PET造影就像是一種「裡外顛倒」的X光。在X光中，輻射線從發射器穿過人體並被收集在膠片或X光探測器上。而在澱粉樣蛋白和tau蛋白的PET造影中，輻射被內置到一個微小的分子中，該分子經過工程設計，能夠附著在澱粉斑塊或tau蛋白糾結上。該分子透過手臂上的靜脈注射，如果大腦中有任何澱粉斑塊或tau蛋白糾結，它們便會附著在上面。分子附著在斑塊上的輻射然後被X光探測器檢測出來。

　　目前，澱粉樣蛋白和tau蛋白的PET造影不受美國聯邦醫療保險（Medicare）或其他醫療保險的支付，因為尚未被證明其造影是相對划算

的檢測方式。如果正在進行的研究可以證明PET造影具有成本效益，未來有可能更廣泛地使用。免費獲得澱粉樣蛋白或tau蛋白PET造影的方式之一是參與研究實驗，許多評估治療阿茲海默症新方法的臨床試驗就包括免費提供PET造影。

降低阿茲海默症風險

想要降低罹患阿茲海默症的風險嗎？越來越多的證據顯示，定期參與有氧運動、地中海飲食，以及保持社交和認知的活躍，皆能有助於保持你的思考和記憶力盡可能強大。你可以在我們的書《管理記憶的七個步驟》中了解更多關於這些生活方式的內容。

總結
阿茲海默症是一種大腦中積聚澱粉樣斑塊的疾病。這些斑塊損害了腦細胞，腦細胞形成糾結，並摧毀了它們。阿茲海默症會默默開始發生，然後透過非常輕微、輕度、中度和重度的階段進展。年齡、性別和家族病史是患病的風險因素。進行腰椎穿刺或PET造影的檢測可以幫助確定阿茲海默症的診斷，但僅在特殊情況下使用。最後，你可以藉由地中海飲食、參加有氧運動，以及保持社交活躍來降低罹患阿茲海默症的風險。

讓我們看看一些例子來說明在本章學到的知識

Q 你的朋友告訴你，你無法阻止阿茲海默症的發生，因為只要我們活得足夠長，每個人都會得到。這是真的嗎？

A — 不，阿茲海默症在老年人中更常見，但許多人在活到90或100歲時仍未患病。有氧運動、健康飲食和社交活動都可以幫助降低罹患阿茲海默症的機會。

Q 我的親人患有失智症，但家族病史中並無阿茲海默症的病例。這是否意味著他們的失智症必定有其他原因？

A — 雖然沒有家族病史的風險較低，但隨著年齡的增長，每個人都有可能患上阿茲海默症，所以它仍然可能是他們失智的原因。不是說一定要有阿茲海默症的家族病史才可能罹患這種疾病。

Q 我的親人患有失智症，我們有能力接受PET造影。我們應該讓醫生直接安排一次PET造影，不用再進行其他評估嗎？

A — 不。即使造影顯示可能患有阿茲海默症，仍然可能有許多其他可治療的因素（如甲狀腺異常、維生素缺乏或藥物副作用）影響他們的記憶能力，這些因素只能透過接受一般的診斷評估中被檢查出來。

Q 我很想為我的親人安排一次PET造影，但我負擔不起。我可以怎麼辦？

A — 參與研究實驗是免費獲得澱粉樣蛋白或tau蛋白PET造影的方式之一。許多臨床試驗中包括對新型阿茲海默症藥物進行實驗評估，以及提供免費的造影檢查。

第3章

其他引起失智症的疾病

在第2章學習了什麼是阿茲海默症後，現在我們將討論其他可能導致失智症的常見疾病，包括腦血管疾病（也稱為中風）、路易氏體失智症、額顳葉失智症、原發性進行性失語症（Primary Progressive Aphasia），以及常壓性水腦症（NPH：Normal Pressure Hydrocephalus）。罕見的失智症原因，包括酒精相關性失智症（Alcohol-related Dementia）、慢性創傷性腦病變（Chronictraumatic Encephalopathy，簡稱CTE）、皮質基底核退化症（Corticobasal Degeneration）、人類免疫缺陷病毒（HIV）疾病、多發性硬化症、腦後部皮組織萎縮（Posterior Cortical Atrophy,PCA）、進行性上眼神經核麻痺症（Progressive Supranuclear Palsy,PSP）等等，詳細說明會在本書末尾的詞彙表中。

傑克和莎拉的故事

「大家好，我是莎拉，我的父親傑克患有阿茲海默症和血管型失智症（vascular dementia）。當他被診斷出患有這些疾病時，我們從未想到他曾經中風過，但醫生說她在MRI上看到了很多小中風的痕跡。然而，在過去的幾年中，他曾經歷三次中風，我們將他送入了醫院。第一次中風導致他說話含糊不清。第二次中風讓他的臉部下垂，他的右手經常把東西掉落。第三次中風真的很奇怪——他完全沒有注意到身體左側的任何狀況，甚至連臉部左側的鬍子都沒剃！幸運的是，這些中風每次都在幾天後便有所改善，儘管在他生病或非常疲倦時，問題可能會再次出現。但我真正想說的是，我無法控制自己不要對

他做的蠢事情生氣，比如不關熱水爐或迷路。我知道這都要歸咎於失智症，但我無法讓自己不去煩這些事。然後我也對自己有這些感受而感到內疚。」她說完，聲音顫抖著。

———————————

血管型失智症

　　中風，也稱為心血管疾病（vascular disease）或腦血管疾病（cerebrovascular disease），因問題出現在大腦的血管時而有此名，當一條從心臟輸送血液到大腦的動脈被阻塞時，部分大腦則會因無法接收足夠的血液而死亡。

　　儘管個人和家庭成員通常會立即注意到來自大動脈阻塞的一般中風，但來自小腦和微小腦部的小動脈阻塞的微小中風通常沒有跡象，直到進行腦部影像學研究，如MRI或CT造影檢查，才會發現有小血管疾病的中風。事實上，大多數人在70多歲和80多歲時已經有過幾次小中風。這些小中風通常不足以引起失智症，但當另外還存在如阿茲海默病等其他疾病時，它們可能會使思考和記憶力變差。只有當大量的小中風積累起來，或者當發生中度或重度中風時，才會引起血管型失智症。

　　如果你的親人具備以下主要的風險因素之一，則他們罹患中風和血管型失智症的風險便會增加：

醫學因素

- 先前曾發生過中風
- 先前發生的中風的警訊症狀（暫時性腦缺血或TIA）
- 心臟病

- 其他血管疾病
- 糖尿病
- 高膽固醇
- 高血壓

生活方式因素

- 吸菸
- 久坐的生活方式
- 不健康的飲食
- 肥胖
- 每天飲酒超過一杯

不可控的因素

- 步入老年：在55歲後，每10年中風風險便會翻倍增加

好消息是，除了年齡外，你可以幫助親人控制好他們的生活，降低中風風險。與他們的醫生合作，確保他們的醫療狀況得到有效的控制。如果他們吸菸，鼓勵他們立即戒菸。幫助他們透過運動來改善健康，保持飲食健康與正常體重。如果他們有在喝酒，也確保他們節制飲酒，每天不超過一杯。

妮娜和馬丁的故事

「我叫馬丁，我的妻子妮娜患有兩種疾病。分別是阿茲海默症，還有路易氏體失智症。起初，妮娜在付帳和結算支票上遇到了困難。她還會忘記事情——這是阿茲海默症會有的症狀。但後來她開始叫醒我，說：『我們的臥室有隻狗！』我會打開燈，然後一起四處尋找，但從來沒有找到狗過。甚至，她開始在睡覺時像被狗追趕似的動手動腳！你看，她會把夢境的內容表現出來。

然後保留行走變得緩慢而拖沓書寫字體開始變小、手也開始會顫抖。現在我們
在一些很基本的事情上也遇到了困難，比如穿衣服和按時上廁所。我比較擔心
的是：我能堅持多久？我幾乎無法入睡，一天要洗兩次衣服，而我自己也不年
輕了。」

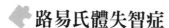

路易氏體失智症
帕金森氏症特徵、視覺幻覺和夢境實演

　　路易氏體失智症是失智症的一個常見病因。它之所以得名，是因為只
有在顯微鏡下才能看到的一種異常蛋白聚集干擾了腦細胞功能。路易氏體
也存在於帕金森氏症中，差別在於在帕金森氏症裡，路易氏小體只存在於
與運動相關的大腦部位中，引起顫抖、運動緩慢、拖行走路、書寫字體變
小以及面部表情趨於呆滯。在路易氏體失智症中，路易氏小體則已經散布
到整個大腦，除了帕金森氏症的特徵外，它們通常還會引起視覺問題，包
括視覺幻覺和夜間夢遊。還可能有注意力和警覺度在一天內劇烈不穩定的
情況。一些已經患有帕金森氏症多年的人後來會患上路易氏體失智症。由
於它源於帕金森氏症，因此在這些個體中，有時它被稱為帕金森氏症失智
症，而不是路易氏體失智症。

　　純粹的路易氏體失智症，主要的認知困難在於視覺、注意力和執行複
雜的事情上。儘管可能在記憶形成和回憶能力方面會有困難，但一旦記憶
形成，它們不應該被丟失。然而，同時患有路易氏體失智症和阿茲海默症
的情況非常常見。這些人就會同時出現這兩種疾病的特徵。

　　路易氏體失智症的常見特徵如下：

帕金森氏症的特徵

- 顫抖

- 緩慢、拖行走路

- 跌倒

- 運動緩慢

- 難以從低的椅子、汽車座位或馬桶上站起來

- 書寫字體變小

- 面部表情趨於呆滯

視覺障礙

- 出現人或動物的視覺幻覺

- 難以看清

夢遊行為／注意力和警覺度的不穩定

- 每天的注意力和警覺度都會出現忽好忽壞的劇烈變化

思考和記憶力問題

- 注意力不集中

- 難以處理複雜的事情

- 難以形成記憶和回憶

其他人的故事

在馬丁講完後，該小組中的一名中年女性開始發言。

「我的丈夫在55歲時被診斷患有額顳葉失智症，一開始他變得非常討人厭。例如，他不再為我撐門，甚至會先走過去，然後讓門砰地撞上我的臉。如果他不喜歡我在電視上看的節目，他會不問我的意見就換台。他買了一輛我們買不起的昂貴新車。然後他開始會在床上吃東西，比如一桶冰淇淋或一整盒餅乾，而我已經要睡覺了。但真正讓我感到不滿的是，當時我被診斷患有癌症，

他卻完全不在乎。他只抱怨我的化療進度妨礙了他參加高爾夫比賽。所有這些都讓我感到難以接受，因為我丈夫過去以來都是那麼親切的人。但這一切發生得如此緩慢，以致於我只是覺得，『這就是所謂的中年危機，男人都會經歷的事情。』而且全部都發生在他50多歲的時候——我從未想到這是某種失智症。當他停止打高爾夫球，然後停止上班時，我終於意識到他有問題。他只想坐在沙發上，盯著電視看，然後吃東西：一盒蛋糕點心、一罐糖霜或一罐美乃滋——不管電視有沒有開，他都會盯著它看。那時我帶他去看醫生。我為以前把他當成混蛋，而不是早點帶他去就醫而感到非常內疚！我現在面臨的最大問題是，當他想小便時，他會在任何地方隨處大小便。他不會去洗手間或拉下褲子。當我告訴他我們需要換上乾淨的衣服時，他還和我爭論！」

額顳葉失智症
會影響個性、行為和認知

　　額顳葉失智症通常有幾個跟與阿茲海默病和其他引起失智症的病因不同的地方。大多數患有額顳葉失智症的人會在45歲到65歲之間開始出現症狀，但仍有約四分之一的人之中，在65歲後才被檢測出來。此外，最顯眼的症狀是人格和行為上的變化以及難以執行複雜的的事情。額顳葉失智症患者的朋友和家人經常形容他們行為像「另一個人」。他們經常表現出社交上不合適的行為（如發表性暗示的評論），禮貌不周，做出衝動的決策，出現魯莽的行為。他們通常對他人缺乏同情心或共鳴。對任何事情失去興趣、動力和動機也是非常常見的。有些人會強迫性地執行重複性動作，例如每次經過時開關燈。另外也有患者會對食物偏好有明顯的改變（通常喜歡甜食），或者變得暴飲暴食、過度吸菸或飲酒。患有額顳葉失智症的患者無法意識到或理解自己的行為有問題；都是家人或朋友才會察覺到這些異常行為後，才帶患者就醫。

記憶方面的改變與難以專注有關，這會影響新記憶的形成和回憶能力。變得難以執行複雜的事情，比如使用新的應用程序、準備一頓大餐、結算支票和設置電子設備。

額顳葉失智症的常見特徵如下：

一般特徵

- 有四分之三的人在45到65歲之間出現症狀
- 性格上有顯著變化——通常表現得像另一個人

行為上的變化

- 社交上出現不適宜的行為，包括敏感度不足的社交言論
- 沒禮貌
- 衝動、輕率或粗心的行為

冷漠或惰性

- 對事物失去興趣、動力或動機
- 開始減少運動
- 忽視自己的衛生照護

失去同情心或共鳴

- 對他人需求或情感的反應減少
- 社會興趣、連結度、對他人的關懷和社交參與減少

固執、刻板或強迫性／儀式性行為

- 簡單的重複性運動
- 強迫或儀式性行為
- 重複相同的話語

異常的進食行為

- 食物偏好改變

- 暴飲暴食或增加飲酒量或吸菸量
- 把不可食用的物品放入口中

思考和記憶力問題

- 注意力不集中
- 難以處理複雜的事情
- 難以形成和搜尋記憶

其他人的故事

　　小組中的下一位成員開始說：「對於我妻子而言，問題出在言語表達上。一開始她找不到想要表達的詞。所以，我和我的孩子們開始替她完成她想說的句子。我們對此其實沒有太在意──我的意思是，我自己偶爾也會想不起別人的名字。但後來她開始有不懂詞意的狀況。我們和孫女談到要去動物園，她說她很興奮說想看到長頸鹿。我妻子看著我問：『長頸鹿是什麼？』然後在十月時，我們準備要去買南瓜，她說：『南瓜？南瓜是什麼？』我的意思是，她這輩子都住在新英格蘭──萬聖節對她來說是從小到大都會經歷的事情。那時我真的開始怕了，我們知道出事了。現在她真的毫無任何語言能力了。但有趣的是，我們仍然能夠交流。透過她的臉部表情、手勢和她做的動作，我能夠猜出她想要什麼──大多數時候，幾乎都能交流──而她都知道什麼時候該給我一個擁抱。」

原發性進行性失語症
影響口語表達和語言能力

　　在正常老化中，經常會出現難以回想人名、地名和其他專有名詞的狀況。然而，當難以找到一般詞語或在其他語言和口語表達方面有困難時，這可能就是失智症的徵兆。儘管口語表達和語言問題最常見於思考和記憶的常

見疾病，如阿茲海默症和血管型失智症，但有些人首先會出現口語表達和語言上的問題。這些人則是罹患了原發性進行性失語症。原發性進行性失語症有三種常見的類型。在缺詞型（logopenic）（尋找想表達的詞語）中，主要的困難在於詞彙尋找和字詞的發音上，而理解和文法都是正常的。在語意型（semantic）（詞彙理解）中，難以說出物品的名稱，理解字詞，甚至理解物品的用途。在非流暢／語法缺失型（nonfluent／agrammatic）中，語言表達上顯得費力、斷斷續續、有文法錯誤、扭曲和語法障礙；對於簡單句子的理解是正常的，但對於複雜句子可能就有障礙。

原發性進行性失語症的常見特徵如下：

一般特徵

- 語言使用上的困難是最突出的特徵，特別是在一開始時
- 語言問題影響日常生活活動

缺詞型（logopenic）（尋找想表達的詞語）

- 在日常交流和說出物品名稱時難以提取詞彙
- 發音錯誤會很常見
- 難以重述短語和句子也是常見的
- 意思的理解上正常
- 文法使用上也是正常

語意型（semantic）（詞彙理解）

- 說出物品名稱的能力受損
- 難以理解意思，甚至是對詞彙的理解
- 不清楚一些物品的名稱甚至是用途
- 常見閱讀和書寫上出現困難

非流暢／語法缺失型（nonfluent／agrammatic）

- 說話表達顯得非常吃力，句子是支離破碎的，且有語句使用上的錯誤和扭曲
- 文法使用能力受損
- 難以理解複雜的句子

常壓性水腦症
包括行走困難、尿急或失禁，以及注意力不集中

常壓性水腦症（通常簡稱為NPH）通常會從步伐減緩、小步行走、緩慢的多步轉彎、平衡困難以及急需到廁所排尿的狀況開始。這是由於大腦內液體過多引起的。研究顯示，在使用分流器（shunt）（排除多餘液體的管道）進行治療後，思維和記憶的惡化停止，行走和尿急的情況有所改善。

常壓性水腦症中常見的思考和記憶問題包括注意力不集中、容易分心、難以執行複雜任務、對活動失去興趣以及思考和動作變得緩慢。在形成和提取新記憶時，很難保持專注。

常壓性水腦症是一種罕見的疾病，最終所有的失智症都會導致思考和記憶、行走和尿失禁的問題。但由於常壓性水腦症通常可以成功治療，阻止功能的衰落，所以值得深思。

總結

除了阿茲海默症之外，還有其他影響思考和記憶的老年造成的大腦疾病，包括血管型失智症、路易氏體失智症、額顳葉失智症、原發性進行性失語症和常壓性水腦症。每種疾病都會在思考、記憶、語言、行為和／或運動方面產生特徵性的變化，這能幫助你和醫生知道何時應將它們視為造成親人失智症的可能原因。

讓我們看看一些例子來說明在本章學到的知識

Q 你看到了你親人的MRI報告，上面寫著「零散的T2高信號，與微血管缺血性疾病一致。」這是什麼意思？

A— 這是醫生表達的一種方式，表示MRI造影上出現了看起來像微小的小血管中風的東西。

Q 你的親人從來沒有中風，但醫生說他們有，而且還在MRI造影上看到這些跡象。這可能嗎？

A— 許多中風，尤其是小中風，是「無聲無息的」，意味著它們可能不會引發任何明顯的症狀。

Q 你的親人多次在醒來或入睡時看到一個並不存在的人或動物。這意味著他們瘋了嗎？

A— 絕非如此。看到不存在的人或動物可能是患有路易氏體失智症的徵兆。告訴醫生這些症狀；有些藥物是能給予改善的。

Q 你的親人變得難以找到想表達的詞彙。這是否意味著他們患有原發性進行性失語症？

A— 不一定。雖然他們有可能患有原發性進行性失語症，因為尋找詞彙的問題是相當常見的，這也可能是其他更常見的疾病的徵兆之一，例如阿茲海默症或血管型失智症。

Q 你的親人的步行變得非常緩慢，而且他們總感到尿急。你應該和醫生談談是否可能患有常壓性水腦症嗎？

A— 是的。常壓性水腦症是最容易被治療的失智症病因之一。當能早期發現並治療時，其治療成果會更好，所以請立即為他們預約就醫吧。

Q 你注意到你57歲的妻子行為怪異。之前她很體貼，現在說話不經大腦而且不關心是否會傷害到別人。雖然她以前很注重健康，但現在她想三餐都吃點心。最近，她一直在偷別人餐盤上的食物吃。這到底是怎麼了？

A— 如果你的親人的行為符合上述情況，請務必帶他們就醫。額顳葉失智症、中風或腦腫瘤都是可能的原因之一。

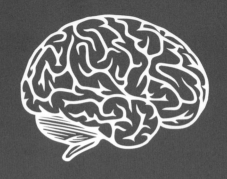

步驟二

處理問題

　　在步驟一中，我們了解何謂失智症和阿茲海默症，然後檢視了其他導致失智症的原因。在步驟二中，我們將探討為什麼失智症會讓記憶、語言、視覺、情感、行為、睡眠和身體功能受損，這些損害會導致什麼問題，以及最重要的是如何應對這些問題。在我們深入探討之前，我們想要提出兩點：當失智症達到中度或重度階段時，無論致病的原因為何，患者的認知和其他方面的問題通常會趨於相似。然而，每個患有失智症的患者各有不同的狀況，他們也會有不同的症狀。

在中度到重度階段，
大多數失智症患者的狀況看起來都差不多

　　因為每種失智症的原因通常會先影響大腦的不同部位，每一種都會先以獨特的認知損害和其他問題開始發病。例如，阿茲海默症會先從記憶問題開始發病，原發性進行性失語症則會先影響語言能力，而額顳葉失智症則是先影響行為能力。然而，隨著這些障礙和其他失智症的惡化，會有越來越多的腦區受到影響，因此當這些失智症達到中度或重度階段時，它們通常看起來都有類似的狀況，其記憶、語言、視覺、情感、行為、睡眠和身體功能都會受損。因此，在我們討論失智症中發生的問題及其解決方案時，不論是哪種疾病導致了失智症，我們都可以概括地來討論。

　　每個患有失智症的人都是不同的，這是一個顯而易見的事實。儘管患有中度到重度失智症的患者可能會經歷相似的問題，但不論他們患有哪種疾病，但我們仍想要釐清一件事：每個人都是不同的──每個人都有自己的能力、才華、恐懼和限制──失智症如何影響每個人可能也會有所不同。因此，不可能精準地預測所有患者將會經歷哪些問題。

　　在步驟二中，我們會提到失智症常見的眾多問題。請放心，我們提到這麼多狀況並不表示你的親人一定也會出現所有或甚至一半以上的相同狀況。然而，我們試圖做到盡可能說得詳盡些，以便如果他們確實出現問題，你就能掌握你需要理解和應對該問題的知識。

第4章

如何應對失智症延伸的問題

　　儘管許多與失智症相關的特定問題最好由同樣具體的解決方案來應對，但有一些通用的方法可在任何情況下使用。在本章中，我們將回顧三種通用的方法：

1. 我們將討論如何透過檢視行為改變前後的狀態，以便更好地理解患者的行為。

2. 我們將回顧四個簡單的小提示，讓你隨時可以在事情進展不順利的時候使用。

3. 我們將考慮三個及時小建議，以改善與你所愛的人的溝通關係。

行為改變ABC：先兆、行為、結果

　　所有行為都有其目的。這個說法可以理解吧？行為的目的可能是為了表達情感，如沮喪或憤怒；可能是為了滿足需求，如飢餓或愛慕；甚至可以是為了傳達訊息，比如「我想獨處」或「我想待在車裡」。

　　為了處理這些問題行為，你首先需要了解其背後的目的。行為改變ABC提供了一個理解問題行為發生原因的架構。你可以識別先兆：在行為發生之前，你所愛的人或環境中發生了什麼事了。你還可以識別結果：在行為發生之後發生了什麼了。留下識別問題行為先兆和結果的記錄，將使你能夠釐清一個找出行為原因的模式，並選擇一種行為介入的方法來嘗試

改善這些行為，執行後就再評估以確定該行為介入的方法是否奏效，或者是否需要嘗試其他方法。

行為

行為是具體並且可以觀察。行為包括你的親人所做或不做的事情。行為是可見、可聽或感覺得到的。行為不是我們假設或推斷的事物。例如，當我們看到我們所愛的人大聲喊叫時，我們可能會假設他們很生氣，但生氣不是一種行為。當我們看到他們大聲喊叫時，我們會假設他們感到生氣的情緒。其中我們觀察到的具體行為其實只有大聲喊叫。換句話說，大聲喊叫是一種行為，因為它是具體和可觀察的——我們可以聽到和看到的事情。

由於行為是具體和可觀察的，**我們可以去估測它們：它們多常發生（頻率）和／或它們發生的持續時間（時長）**。我們可能會希望患者減少發生某些行為（例如大聲叫囂或重複問問題）並增加其他行為的發生（例如睡覺或洗澡）。

先兆

先兆是在行為發生之前，你的親人或環境中所發生的事情。先兆可以包括事件（洗澡或睡覺）、環境條件（噪音或人群）或物品（汽車鑰匙或照片）。先兆也可能不太明顯，包括如時間、季節或身體不適等因素。在識別先兆時，除了更明顯的環境誘發因素之外，考慮其他兩個類別或許能有助於進一步理解：即身體和情感需求。你的親人可能難以表達他們的需求，並可能以行動來滿足這些需求。身體需求包括飢餓和口渴、疼痛和不適、過度或過少的刺激。也許他們便秘或感到不適；也許他們因為衣物上的標籤而發癢；或者環境可能太吵或太安靜。情感需求可能包括對愛慕的渴望、陪伴、空間、新的人或地方，或者改變日常生活習慣。當我們試圖

識別先兆時，我們可能會問自己以下問題：

- 那是星期幾，當下是一天的什麼時候？
- 環境條件如何？
- 有誰在場？
- 有沒有正在發生或即將發生的事情？
- 有沒有你的親人想要的東西，比如食物或飲料？

這些問題可以幫助我們識別可能引起問題行為的環境或未被滿足的身體或情感需求。這些問題可能幫助你找到原因，例如，大聲叫囂總會在洗澡時間發生。

結果

結果是行為之後立即會發生的事情。這可以是你對於患者行為的處理，也可以是環境中對應患者行為所發生的事情。請記住，所有行為都有一個目的。預判出行為會導致的結果可能有助於你理解其目的。為此，我們可以先問自己以下問題：

- 環境有什麼變化？
- 有沒有因為患者的行為而開始或停止的事情？
- 你的親人有沒有被滿足需求，例如吃飽或被關注之類的？

舉例來說，大聲叫囂的結果是你當天決定不洗澡了？請注意，並非每個結果或先兆都能解釋行為發生的原因。預判它們的理由之一是為了讓你釐清哪些是跟行為有關，哪些不是。

創立一個行為記錄

行為記錄可以幫助你識別行為的先兆和結果，並且更重要的是，幫助

您追蹤它們，以查看你所用的行為介入方法是否能成功減少了不需要的行為，並增加了你所期望的行為。行為日誌還可以向你顯示，有時我們的行為可能會意外地使事情變得更糟！

為什麼患者的行為會變得更糟呢？如果你的親人每次在你幫他們洗澡時都大聲叫囂，叫到你放棄不洗為止，他們可能就會「學會」用叫囂來避免他們不喜歡的事情。然後，當你要求他們做其他他們不想做的事情時，例如穿衣服或下車時，他們就可能會開始大聲叫囂。

使用上述的例子，讓我們寫一個行為記錄。

先兆	行為	結果
（包括日期、時間、地點、在場的人和事件） 星期天，下午 3 點 我和我所愛的人的洗澡時間	（具體、可觀察、可估測 —— 頻率和／或時長） 大聲叫囂 7 分鐘	（事情發生了什麼變化？） 決定當天不洗澡

實行行為改變ABC來改變患者行為

一旦你能夠釐清先兆、行為和結果，你就可以開始嘗試改變患者的行為。例如，你希望你的親人減少（或停止）大聲叫囂。那麼你得決定好期待親人怎麼做，即做出對的行為 —— 在這種情況下對的行為指的是洗澡。接著我們必須發揮一些創意，用上一種行為介入的方法，你得決定如何改變環境條件以讓患者做出對的行為。你可以試著改變許多事物，但重要的是一次只進行一種改變，以便知道哪些有效，哪些不行。為了幫助你的親人在不大聲叫囂的情況下洗澡，你可以試著不要去要求他們準備洗澡，而是提出一些簡單可行的指令，比如請他們坐在浴缸旁邊，將腳放入溫水中。如果這種行為介入的方法有效，他們便能不大聲叫囂，現在他們樂意進入浴缸洗澡，樂觀其成；你可以就先停在這個狀

態！如果不行，你就得再評估行為介入的方法，嘗試一些新的方法。例如，也許下一次你可以試著在浴室播放他們喜歡的音樂。

妮娜和馬丁的故事

馬丁看著時鐘，妮娜開始大聲敲著咖啡桌。他試圖回想妮娜再次入睡是什麼時候：也許是凌晨4點？然後她睡到上午10點，所以沒吃早餐。

不久，妮娜開始拍打咖啡桌。馬丁再次嘆氣，站起身對妮娜說：「你想吃點東西嗎？」她立即站起來，接著他們進入廚房，他做了一個三明治給她。她狼吞虎嚥地吃了起來。

儘管睡得很晚，妮娜在下午3點的正常午睡時間似乎有些疲憊。馬丁和她一起躺下，幾分鐘內她就入睡了。

馬丁考慮了剛才發生的一切，將其寫進行為記錄中：

先兆	行為	結果
晚上睡不好，睡得很晚。 沒吃早餐並提前吃了午餐。	下午2點開始大聲吵鬧，然後在咖啡桌上拍打了15分鐘，直到我給她點心吃為止。	做了一個三明治給她，然後和她一起躺在床上，她入睡了。

馬丁查看行為記錄，思考如何在將來減少妮娜的大聲敲打的行為。然後他拍了拍自己的前額，突然意識到妮娜的行為可能是表達她累了和餓了的方式！他看到她前一晚睡得不好，沒有吃早餐。之後她在吃了東西並好好午睡之後就停止敲打的行為了。現在他知道下一次該怎麼做了：讓妮娜晚上睡好睡飽，並在她少吃一餐時給她一些點心吃。

多嘗試就越能改變

行為改變ABC的使用是需要好好被練習的。你應該開始記錄這些過程，包括先兆、行為和結果，就像馬丁所做的那樣。然後，你可以選用一種行為介入的方法，嘗試找到一些真正有效的方法。不要太早灰心，通常

你嘗試的第一種行為介入法不會太有效。你也不需要只靠自己就想找到行為介入的方法。這是一個很好的時機讓你的照護團隊也參與其中：家人、朋友和專業人士可以幫助你想出可行的行為介入方法。若想了解更多關於如何建立你的照護團隊，請參見步驟四。

🧩 4R原則：安撫、重新審視、引導和放鬆

使用行為改變ABC方法可以讓你有時間退一步去了解每個患者行為，並予以理解與改善。然而，當你在處理狀況時，並不一定是開始填寫行為記錄的最佳時機。在這種情況下，我們建議使用4R原則：安撫（Reassure）、重新審視（Reconsider）、引導（Redirect）和放鬆（Relax）。我們想要安撫我們所愛的人，讓他們知道一切都沒事。我們想要從他們的角度重新審視情況。我們想要引導他們參與他們喜歡且能讓他們穩定下來的活動。同時，我們要記住，放鬆才是重要的，這樣我們就不會不小心使情況更惡化。

妮娜和馬丁的故事

馬丁看著時鐘，他正在切菜，時鐘顯示5點。他知道這是妮娜經常會從房子裡走出去的時候。他聽到前門打開的聲音。他放下刀子，趕到前門。妮娜穿著拖鞋站在那裡，凝視著外面。當馬丁走近時，她看著他似乎沒有認出他。她便一步走出房子。

「好了，乖女孩，一切都沒事了。」馬丁說著，伸手開始揉著她的背。「你到家了，妮娜。」當他又揉了一下她的背和並安撫她之後，她便跟著馬丁走回房子裡。

馬丁考慮到4R原則，意識到他一直在不自覺地安撫妮娜。

＜⌀＞

安撫 (Reassure)

重要的是要了解到患有失智症的親人或許已經難以與周圍的世界互動。由於他們的記憶喪失，曾經熟悉的人事物可能會變得陌生。噪音、人群和活動可能會變得難以容忍，他們或許感到容易崩潰。當他們看不到你時，他們可能感到擔憂或害怕——即使只有幾分鐘，他們也可能認為你已經離開了好幾個小時。簡而言之，有許多原因可以解釋為什麼失智症患者可能會感到焦慮和害怕，即使在此之前他們從未有過這些情緒的困擾。提醒自己，如果你的親人大聲叫囂或表現焦慮，可能與他們感到害怕或緊張有關。安撫他們，告訴他們一切都沒事了。像「你很安全」、「一切都沒事了」和「我在這裡陪著你」這樣的措辭就能提供患者慰藉。你可能需要多次給予安撫。從你這邊獲得的安撫可以幫助減少或停止許多問題行為。

傑克和莎拉的故事

「爸爸！」莎拉在前門敲門時大喊道。「請和我們一起出去吃晚餐。我們很想見你。你一直待在家裡不太好。」

「我不想出去，你難道忘記上次發生了什麼事了嗎？」傑克透過門說。

莎拉翻了翻白眼，令人費解的是她的父親對大多數的事情都記不住，但他居然還記得那次糟糕透頂的午餐，彷彿昨天才剛發生一樣：他無法理解服務員說的話、無法閱讀菜單、無法記住想要點的食物，還有無法唸出主菜的名字。

當她舉手再次敲門，堅持要傑克出來時，她想起了4R原則：重新審視。我需要考慮一下我父親在這種情況下的感受。雖然如果他在餐廳遇到點菜有困難對我來說並不困擾，但他可能還是會感到沮喪和尷尬。

―――――❧❧――――

重新審視 (Reconsider)

從患者的觀點出發也很重要。他們對情況的體驗可能與你想像的非常

不同。例如，也許你的親人在每次居家看護人員來訪，試圖幫他洗澡時就會生氣。這種行為可能看起來很難以理解，但重新從他的角度來審視這件事就能幫助你理解他的情緒。由於他的記憶喪失，他或許將看護人員視為一個完全陌生的人——即使他已經幫他洗澡幾個月了！他也可能忘記自己需要幫助洗澡。因此，從他的角度來看，一個陌生人要求他脫掉衣服，好讓他能幫他洗澡，他可能會感到憤怒、焦慮或意識混亂。

重新從患者的角度來審視情況，可以提高你與他們共情的能力，使你感到更加冷靜，並提供你有關如何應對問題行為的線索。

妮娜和馬丁的故事

另一天，妮娜再次走出房子。

「來吧，妮娜，沒事了。」馬丁安撫地說，一邊揉著她的背，一邊輕輕地想將她拉回房子裡。「我們回去吧。」

妮娜開始遠離他，並跟跟蹌蹌地走下臺階。

馬丁思考了4R原則。安撫：我現在就正在安撫。重新審視：從她的角度來看，她沒有意識到她已經回家了，儘管我已經試圖跟她解釋。接下來第三個「R」是……引導，我需要引導她轉移注意力並能讓她進入室內的事物。

「嘿，寶貝，你知道我們家裡有什麼嗎？我們有很多好玩的東西！如果你餓了，我有一些美味的水果，你可以嚐嚐，或者我們可以吃一點奶酪和餅乾，看你喜歡什麼都行。」

妮娜轉過頭看著馬丁，顯然對他說的感興趣。

「如果你想聽一些音樂或跳個舞，我們有的老唱片應有盡有——跟我來，讓我們挑一張放到音響上去播。」

他們便一起走回房子裡。

引導 (Redirect)

　　如果只是叫患者停止問題行為基本上很難奏效。引導他們往喜歡的事物去做通常會更有效。當你引導患者時，你要改變他們當下關注的焦點，將他們從令人沮喪或產生反效果的事件或環境中引導到其他事物上。這種改變可以透過將他們帶進另一個房間，開啟一個有趣的對話或活動，指出一些有趣的事物，或給予他們一個新穎、有趣、撫慰或喜愛的物品來實現。透過溫柔的觸摸和語氣來引導患者。使用大聲或刺耳的語氣通常會使行為更惡化，這將引出我們最後一個「R」──放鬆。

傑克和莎拉的故事

　　莎拉反思起當她重新審視父親在餐廳點菜時困擾的感受。她意識到她會感到心煩──心煩她的父親永遠不願意離開家，心煩自己無法做到讓他離開，同時也對自己感到心煩，因為她從未真正思考過他的感受。她知道她得用上第四個「R」──放鬆。

　　莎拉深吸一口氣，試圖放鬆自己。但什麼都沒發生，她仍然感到惱怒。

　　她試著數到10。這有助於讓她感到有點冷靜。

　　莎拉敲了敲傑克的門。過了一會兒，他慢慢打開門看著她。

　　「爸爸，如果我們買點外賣帶過來，你覺得怎麼樣？」她平靜地說。

　　「謝謝，那樣很好。」他說。「我只是不想在餐廳裡決定那些事情，或是和服務生講話之類的。」

―――✧―――

放鬆 (Relax)

　　隨著能力的衰弱，你的親人可能越來越依賴你幫他們去面對外在世界的交際。無論是他們是有意還是無意識地這麼做，他們可能將你的情緒作為他們該如何感受和回應的一種依據。如果你焦慮和沮喪──無論是因為

他們的行為還是另有其他原因——他們可能會受到你的情緒影響，也可能跟著變得焦慮和沮喪。即使你的遣辭用句是安撫的狀態，要是你的語氣或肢體語言表明你感到沮喪或生氣，他們很可能會察覺到這些非言語的訊號。這就是為什麼在面對問題行為時必須保持冷靜和放鬆。

當然，面對具有挑釁、激動、令人尷尬和惱人的行為時還得保持放鬆的姿態，張開雙臂、雙手放鬆，並冷靜與安撫地說話並非易事。在患者表現不如期待的時候，保持冷靜與穩定可能對每個人來說都不容易。好好地照顧自己將使你更容易在患者表現不佳時保持冷靜與穩定。學習深呼吸和放鬆技巧可以幫助你控制情緒。在步驟四中，我們將討論這些以及其他有助於照顧自己的方法，這將有助於你能在最具挑戰性的情況下保持冷靜。

三個時間原則

最宏觀且解決問題的策略是與患者盡可能保有有效的溝通。由於他們的記憶、注意力、語言和視覺正在發生變化，溝通會變得更加困難。這種困難通常會引起情緒沮喪並導致行為問題。培養良好的溝通技巧能促進正向的行為並減少棘手的行為。我們建議遵循三個時間原則：

1. 慢慢來就好
2. 一次只做一件事
3. 及時讚美

傑克和莎拉的故事

「對不起，爸爸，我必須走了。」莎拉穿上外套時說。「別忘了星期二我會在上午10點接你去聽證會。」她一邊走向前門一邊說，「還有星期四中午你

有跟眼科醫生約好看診。」她打開門時說。「喔，如果需要幫你買什麼，跟我說一聲。」她一邊開始關門一邊說。

「嗯……你能再說一遍嗎？你什麼時候來接我？」傑克問。

「抱歉，爸爸，我要走了。」她說著，關上了門。

當她開車回家的時候，她擔心傑克不會記得她剛才告訴他的一切。嗯，她想。也許我應該花點時間慢慢來，不要著急，確定爸爸有在專心聽才對。

———— ❦ ————

慢慢來就好

與患者溝通時，要給予足夠的時間且不受干擾地互動是很有幫助的。最好一開始就要確保他們眼神專注。而輕柔的身體接觸，例如把一隻手放在他們的肩膀上，可能有助於集中他們的注意力。減少環境中的任何干擾也可能是有用的。重要的是始終使用緩和的聲音、愉快的表情和令人安心的肢體語言。

妮娜和馬丁的故事

「你想幫忙做早餐嗎？」馬丁問。

妮娜點點頭。

「好的！當我切水果的時候，你可以把麵包放進烤箱，把果醬和奶油放在桌子上，好嗎？」當馬丁繼續切水果時，妮娜跟跟蹌蹌地走向麵包盒，停下來，再走向冰箱，停下來，轉身看著馬丁。

「怎麼了？」他說，看到妮娜站在房間中央。哦，「一次只做一件事」，他記起來了。「請把麵包放進烤箱，」他清晰地說，一邊用手指向麵包盒和旁邊的烤箱。

他看著妮娜趔趄地走過來，一片一片地把麵包放進烤箱，然後按下開關。她轉頭看向他。

「現在你可以走到冰箱那邊去。」他說。

———— ❦ ————

一次只做一件事

　　隨著患者的失智症病情發展，放慢說話速度，以清晰和謹慎的方式表達自己可能會更好。由於他們對語言的理解能力可能已經受損，使用語調、臉部表情，以及手勢可以幫助他們理解您的意思。當他們難以理解複雜且步驟較多的指令時，將任務分解為簡單的單一指令會是更重要的，尤其是當我們在要求他們做某件事時。

　　例如，不要直接要他們脫衣服、進入淋浴間並洗頭髮，最好分開說明每個步驟，只有在前一個步驟成功完成後才會再添加下一個要求。從「脫衣服」或可能只是「脫掉你的襯衫」開始，完成了該步驟後，再進行下一個步驟。同樣地，他們平時喜愛的嗜好（如烹飪或園藝）如果是需要好幾個步驟來執行的話，通常在失智症發作時就完全做不了，但如果將它們分解為一個一個的步驟，可能（在一些監督下）就能恢復進行。

及時給予讚美

　　總之，要避免去批評患者的行為，並慷慨地給予讚美。讚美和欣賞的態度可以防止問題行為的發生。請真實地給予讚美，過頭又不實的讚美可能反而傷人。大多都能找到他們一些值得讚美的地方，即使只是他們努力嘗試過某項活動都行。請記住，患者可能感到不安和遲疑，給予真誠的讚美可以幫助他們感受到被重視和包容。培養正向的情感有助於防止潛在的行為問題發生。

總結

　　對於患有失智症的人，可透過一些通用的策略可以來處理問題。行為改變ABC能夠識別出行為的先兆和後果，這有助於發現其原因，追蹤它，並嘗試不同的行為介入法來改變它。4R原則：安撫、重新審視、引導和放鬆，提供了一些在困難情況中可以使用的簡單原則。最後，三個時間原則可以幫助你透過花時間慢慢來、一次只做一件事和及時給予讚美來改善溝通關係。

讓我們看看一些例子來說明在本章學到的知識

Q 孫子孫女來訪約一小時後，我的妻子變得焦慮。她曾經喜歡和他們玩耍，但現在她卻常常大聲叫嚷並說出不好聽的話。這讓每個人都感到不安，這通常會突然結束來訪。我不確定出了什麼問題或應該怎麼做。

A 做好行為記錄以識別行為的先兆和後果，可以幫助你了解為什麼你的妻子變得焦慮。也許孫子孫女是在晚餐之前來訪，所以比平常晚點吃飯。改變拜訪的時間可能會減少或消除問題。還可能有許多其他原因，行為記錄可以提供線索，如果第一次介入不起作用，可以嘗試下一步該怎麼做。

Q 我父親在我們到達醫生辦公室時表示不想下車。我曾試著懇求他，嚴肅地對他說話，甚至試圖把他從車裡拉出來。有一次他開始哭泣，上次他試圖打我。我應該怎麼辦？

A 你的父親可能對看醫生感到焦慮，這便可能使他拒絕下車。當他看到你變得沮喪、生氣和不安時，這只會使他更加焦慮。記住4R原則：安撫、重新審視、引導和放鬆。用安慰的話去安撫他。從他的角度重新審視整個事件：你父親不明白如果他感覺不舒服，為什麼還需要去看醫生。將他引導到令人愉快的活動，例如下車散步、講一個喜歡的故事或笑話，或在手機上播放一些他喜歡的音樂。保持輕鬆冷靜，這將有助於他變得穩定。

Q 我讓我的丈夫洗手，擺餐具、倒水，然後來廚房幫我做事情。20分鐘後，當我回來看時，發現他正在看電視。我能看出他洗了手，但其他什麼都沒有做。所以，我又讓他擺餐具，倒水，然後過來幫我。15分鐘後，餐桌只擺了一半，杯子裡沒有水，他很煩躁，正在餐廳裡走來走去，不時停下來敲打桌子。我應該怎麼辦？

A 隨著他失智症的病情進展，對於你丈夫而言，跟隨多個指令可能會變得很困難。他可能只會記得你要他做的好幾件事之中的一件。這種挫敗可能使他感到尷尬、沮喪或惱怒，這可能導致行為問題的發生，如憤怒和焦慮。將較大的任務分解為小的、單一的步驟是很重要的。你可以要求你的丈夫一開始先去洗手，然後再擺餐具，接著再去倒水，最後回到廚房幫助你。如果有需要，可以在每一個步驟給予協助。記住，「擺餐具」等步驟可以分解為更小的步驟。清晰、單一的指令可以減少挫折感和問題行為的發生。

第5章

如何應對記憶問題

當記憶能力有狀況時，可能會引起許多問題。其中有些問題相對輕微，例如跟人跟得很緊或反覆詢問同樣的問題和事情。其他像物品放錯地方或迷失方向幾分鐘等問題通常不會太嚴重。但是有些像是錯誤服用藥物或忘記關瓦斯爐等問題則可能會產生災難性的後果。在本章中，我們將討論為什麼在失智症中會出現記憶力的問題，以及如何應對更嚴重的記憶力問題。其中一些方法是藉由失智症患者腦中尚能運作的大腦系統來幫助那些受損的記憶系統，而其他方法則得靠你自己的力量或記憶輔助工具，以彌補患者受損的記憶能力。該嘗試哪些方法都得取決於他們的記憶受損程度、原因，以及判別哪些記憶問題最為困擾。

失智症可能會保留較早的記憶

在我們開始處理記憶方面的問題之前，我們需要了解哪些記憶通常會受損，哪些不會。例如，一位失智症患者可能不知道自己在哪裡，也不知道早餐吃了什麼，但仍然能夠記得高中的朋友，這是為什麼呢？答案是，對於患者當下身處的位置和他早餐吃什麼的記憶會被儲存在海馬迴（hippocampus），即大腦的記憶中樞，而舊的記憶（例如高中時的記憶）會被儲存在大腦的另一個區域，稱為皮質（cortex）。儘管海馬迴可能在很早之前就已經受損，但大多數導致失智症的原因在病情進展到相當晚

期之前是不會影響皮質中的記憶區域。

這種對於記得很久以前發生的事情與記得前一天或前一週的活動之間所出現的差異通常會令人困惑。我們曾經遇過很多家庭告訴我們，無論他們的親人出了什麼問題，他們確信那不可能是阿茲海默症，因為他們仍然能夠記得50年前發生的一切。現在，你了解了為什麼在阿茲海默症和其他失智症原因中，對很久以前發生的事情的記憶可能會被保留一段時間，因為這些較舊的記憶被儲存在大腦的不同部位。失智症中的記憶問題通常特別容易出現快速遺忘接收到的資訊。

傑克和莎拉的故事

傑克正在參加當地社區中心的陶藝課程。

「第一步，拿起你的黏土。低溫燒製的黏土非常適合……。」老師說。

嗡嗡聲響起，傑克因為一陣振動聲分心了。嗡嗡聲再次響起。他覺得那聽起來像手機。他看了看身後，試圖找出聲音的來源。

「第二步是確定你要使用哪種方法……。」

「嗡嗡！」又來了！傑克想。大約每隔一分鐘，他就會聽到一聲嗡嗡聲。

傑克想著，那堂課真是浪費時間。整晚手機一直嗡嗡作響，我根本無法集中注意力！他開車回家。嗡嗡聲又響起，他聽到而且還感覺到了！他在路邊停車，伸手進外套口袋。他的新手機在那兒，而且他完全忘記把手機放那兒了。手機又再次嗡嗡作響，現在他看到了女兒莎拉發來的訊息：「別忘了去上你的陶藝課！」

注意力受損會遭遇的困難

注意力不足是人們（包括患有失智症的人和健康的人）難以記住新資

訊的常見原因。例如，如果你正在看足球比賽，另一個人走進房間並開始對你說話，你可能不會記得那個人說了什麼，因為你將注意力過多集中在比賽上，而對該人的話題付出太少注意力。任何分心且不專注的人都會難以記住新信息。

注意力不足也可能損害人們提取資訊的能力。一個常見且正常的情況是，當你走進一個房間要做某事，但卻忘記了要做什麼了。一般來說，你走進去拿取一個特定的物品，看到其他東西觸發一種新的和不同的想法，因而分心了，失去了注意力的焦點，然後便無法記住走進去要做什麼。例如，假設你正在去地下室洗衣服。你走下樓梯，注意到一個盒子裡有你最喜歡的東尼·班奈特（Tony Bennett）的唱片。看到這張唱片可能會讓你分心，以致於使你忘記下樓的目的。這種注意力的干擾阻礙了你對記憶的提取。

事實證明，失智症患者的注意力幾乎都受損了，這使得失智症患者經常會分心、停止專注，難以學習和提取相關資訊。記憶策略和輔助工具可能能夠彌補受損的注意力。

◆ 輕度失智症
記憶策略和輔助工具可能有助於幫助

如果你的親人的失智症僅在輕度階段（指他們可能在煮飯或處理金錢時會遇到困難，但仍可以自己穿衣服、洗澡、正常進食，並控制大小便），則記憶策略（心理技巧）和輔助工具（物理工具）或許能幫助他們。

> 在記憶問題輕微時，以下策略可能有助於幫助

1. **練習主動注意力**：鼓勵你的親人有意識地努力專注於需要記住的相關細節，例如事實、名字或地標。正念訓練（通過課程、書籍或手機

APP）可以提高實踐主動注意力的能力。

2. **減少環境中的干擾**：如果有更少的干擾，更容易集中注意力在需要記住的事物上。關掉電話、電視、收音機和郵件通知。

3. **休息一下**：在疲勞越來越加重之前，人們可以在有限的時間裡集中注意力。當明顯感受疲勞時，就讓他們休息一下吧！

4. **在一段時間之內重述資訊**：記住資訊的最成功方法之一是連續重述幾次，然後在幾分鐘後再重複一次，接著在一小時、幾個小時後再重複一次，最後在睡前再次重複。讓這種重述的方法形成規律並持續到接下來的每一天，藉以幫助長時間地記住資訊。

5. **建立連結關係**：我們的大腦會有條理地形成資訊之間的連結。將想要記住的新資訊與已經熟知的資訊連結起來。

6. **創立視覺圖像**：看圖比看文字更容易記住東西，所以形成心理圖像將有助於記憶事物。

7. **將物品放置在特定位置**：為了記住一連串的物品，可以在心中將每個物品置於每一個房間裡（或每個房間的某個地方）。要記起這些物品，只需走遍整個房子，一邊走一邊回憶每個物品的位置。

8. **使用首字母法**：首字母縮略詞和縮寫是有效的策略，可以自創首字母縮略詞來記住任何事物。

9. **使用「分組」法**：通常比單獨記住每個東西更容易記住字母、數字或詞語組。例如，1364279805與136-427-9805。

10. **按主題幫資訊分類**：如果將購物清單和其他資訊分為蔬菜、飲料、肉類等類別，將更容易記住。

11. **發明押韻**：如果能製作一個引人注目的押韻，將能長時間記住。

12. **讓情感也參與其中**：透過參與正在嘗試記住的事物，創造一種情感反

應，可以改善記憶。

13. **對自己考試**：記住事物的一種極好方法是總結要點，將它們寫在卡片上，然後使用這些卡片進行測驗自己。

14. **寫下來**：就只要進行寫下資訊的過程便有助於記住它。

15. **話在嘴邊卻想不起來怎麼講時，就要放鬆**：緊張和焦慮會使記住名字和其他資訊變得更加困難。反覆說錯通常會阻礙患者說出正確的事情──鼓勵他們去聯想到有關自己的其他事物。

16. **一開始就學好**：在學習新名字時，幫助他們全神貫注。讓他們大聲重複唸出新名詞。然後，他們要將這些名字與他們所知道的事物或某人連結起來。鼓勵他們為這個人和他們與名字的新連結創造一個視覺圖像。教導他們尋找該人外表中與新名字相關聯的特徵。讓他們定期重複唸出該名字。

17. **參加社交活動前複習好名字**：未雨綢繆從來都沒有壞處。

18. **忘記名字也沒關係**：幫助你的親人不要感到緊張或尷尬，如果他們忘記了名字，直接說：「對不起，我想不起您的名字了，您能提醒我嗎？」

傑克和莎拉的故事

傑克坐在陶藝轉盤旁。他抬頭看了一下莎拉用馬克筆寫給他的大字指示。

步驟1：挑選你的黏土。他看了幾個塑膠袋，直到找到一塊跟一顆柚子差不多大的紅色黏土。

傑克再次抬頭看。**步驟2：確定你要做的方式──拉胚、手塑、泥條盤築還是泥板塑造**。

傑克按照指示地做，整個下午都在工作，最終，他從拉胚盤上取下了碗。他微笑著洗掉手上的黏土，對於自己仍能完成一些事情感到滿足。

記憶輔助工具可以使患有輕度記憶問題的每個人受益

對於有輕度記憶問題的人，記憶輔助工具都可能有益。在使用記憶輔助工具時，有三條成功的黃金規則：

第一條規則：不要拖延。使用記憶輔助工具要及時記錄事務。例如，立即記下約會時間，並在提醒服藥的鬧鐘響起時就立即服用藥物。

第二條規則：保持簡單，避免冗餘。簡單行事就能減少混亂。例如，使用一個行事曆就好，而不是一次用四個。

第三條規則：保持規律使用記憶輔助工具的習慣。無論何時，每次都使用記憶輔助工具。養成使用它們的習慣，讓它們成為日常生活的例行公事。

以下是一些記憶輔助工具，可以幫助您的親人的簡要描述：

1. **使用行程管理程式工具**：這類型的程式工具可以幫助患者彌補記憶問題帶來的不便，包括支付帳單、平衡支票帳戶和購物等許多任務。

2. **寫下步驟說明**：許多任務如果能記住所有步驟就會變得簡單上手，但前提是要記住所有步驟。逐步寫下可以簡單完成任務的步驟說明。如果該任務對今天尤其重要，可以使用白板寫下步驟說明。

3. **指定一張記憶桌**：如果你的親人每天都把鑰匙、眼鏡、手機和錢包放在同一個地方，它們就不會遺失。例如，可以使用玄關桌或後門旁的一個籃子。正如班傑明・富蘭克林（Benjamin Franklin）喜歡說的，「萬物適得其所。」

4. **依靠行事曆或待辦事項清單規劃本**：至少將這兩個物品放在每天都能看到的地方。在每個行程中包括五個「W」：何時（日期和時間）？對象是誰？赴約地點和聯絡電話？該行程的目的？應該攜帶什麼去赴

約？你還可以使用白板提醒你的親人今天重要的約會事項。

5. **充分利用科技**：利用患者有能力使用的工具，例如附有待辦事項清單、行事曆和鬧鐘的智慧型手機。

6. **隨身攜帶筆記本**：在口袋或手提包中放一本小筆記本可以有助於記錄和回顧任何資訊。

7. **列出清單**：無論是購物清單、待辦事項清單還是其他清單，都可以幫助你的親人記住需要做的事情。

8. **使用提醒用的便條紙**：可以將便條紙貼在門上、冰箱上、浴室鏡子上以及其他你能想到的地方來提醒患者該做的事。只要記得在任務完成後卸下便條紙。

正確服用藥物

正確服用藥物非常重要。如果遺漏服用或者重複服用某些藥物，可能會危害到生命健康。如果你的親人多年來都是自己服用藥物，或許會讓你覺得可以讓他們繼續自行處理。也許他們會把藥瓶放在床頭櫃上，每天睡前服用。但如果他們遺漏一次藥，或者重複服用，你又要怎麼知道呢？即使是非常輕微的失智，把藥瓶放在桌子上、每天於特定時間服用的作法通常也失敗了，因為這種方法得仰賴患者本身的記憶力。首先，患者必須記得服藥，然後還要記得是否已經服過（以免再次服用）。幸運的是，有許多很好的解決方法。

傑克和莎拉的故事

「但是，莎拉，我不用藥盒！我有一套做法，可以讓我永遠不會忘記吃我的藥。我把藥放在早餐桌上：有膽固醇、血壓和記憶的藥。」傑克驚訝地說。

「但是你每天要怎麼記得吃藥——而且不會重複吃？」

「我在吃早餐時就會吃藥，這是我的做法。」

「嗯。」莎拉沉思了一下「那如果我現在數一數每瓶裡有多少藥丸，下週再重新數一次，應該會少7顆，對吧？」

「嗯，也是啦。」

「好吧，如果你的做法有效，我們就這樣繼續下去吧。但如果哪天不管用，我們能試著用藥盒嗎？」

「成交。」

一週後，莎拉在計算藥丸的數量。

「爸爸，你從這個瓶子裡拿了5顆，所以漏吃了2天。」

「我漏了2天？」

「對，還有從這裡你拿了4顆，另一瓶你拿了10顆！」

「哦，所以我多吃了那個。嗯，這樣算扯平了！」

「不，才沒有，就算有，你也不能這樣吃藥。你需要每天從每個瓶子拿一顆藥。我們現在用用看藥盒好嗎？」

傑克皺著眉頭，但勉強說：「好吧，我會用用看。」

———⁂———

統計藥丸數量

如果你的親人只有輕微的記憶問題，而你認為他們從藥瓶中直接取藥的老方法仍然有效，你就直接去檢查並確認藥量就好。只需計算並記錄每個瓶子中的藥丸數量。然後記下每個瓶子每天應該服用的藥丸數量。一週後再次計算藥丸數量。確認每個瓶子中的藥丸數量是否正確？如果是，那麼很好，老方法仍然有效。如果不是，那麼就需要一個新的做法——而且需要當天就執行！

讓家人、朋友或專業人士定時給他們該吃的藥

如果你（或其他家人或朋友）住在他們的家附近，一個簡單的解決方案是你直接把藥拿給他們。你可以藉由任何方法來確保藥物有被正確服用，但你可能會想要使用以下描述的其中一種方法。如果沒有家人、朋友或鄰居可以幫忙，可以聘請護理師來帶藥給患者服用，或透過其他專業人士去提醒你的親人服藥。

傑克和莎拉的故事

「好了，爸爸，我已經將你的藥放在這個藥盒裡，足夠你吃2週。每天吃早餐時，這個小鬧鐘就會響。」莎拉說。

「鬧鐘？為什麼我需要鬧鐘？」

「這樣你就不會忘記吃藥。」

使用藥盒

如今有許多種類的藥盒可供選擇。一般的藥盒每天都有一個格子，分為一週、兩週和一個月的選擇。還有一些藥盒每天有兩個格子（早晚服用）或三個格子（早、中、晚服用）。它們可能具有其他不同的功能，包括彩色區分、盲文文字、內置鬧鐘、螢幕顯示，甚至可以通知家人服藥狀況的通訊裝置。你可能需要與患者的醫生交流，找到適合他們的藥盒。一些醫療機構可能會提供免費的藥盒，有些保險公司也會支付藥盒費用。

一旦為你的親人準備好了藥盒，下一步就是決定怎麼去使用它。有些非常輕度的失智症患者也許能夠自己填充藥盒，並且使用它來正確服藥。至於一般輕度失智症患者通常需要你幫他們填充藥盒，但然後他們可以自己服藥。在這兩種情況下，你都應該定期檢查藥盒，確保他們有正確服

藥。對於中度失智症患者，你需要填充藥盒並監督他們服藥。一些家庭會透過電話叫醒他們的親人並讓他們立即服藥。在這個階段的失智症，藥盒是一個重要的工具，幫助你或其他照顧者確保患者正確服用藥物。

最後，由藥局裝填的藥物泡殼包裝越來越普遍，其實就是一種預先裝填包裝好的藥盒。這種方式很方便，因為無需自行填充藥盒，且你知道藥物已正確放置其中。請確認你家附近的藥局是否能提供此服務。

圖片增強記憶

圖片比文字更容易記住。我們有研究發現，對於患有失智症的患者來說，使用圖片來記住事物會更有效，因為他們的詞彙可能會因大腦疾病的損傷而逐漸消失。只要你希望你的親人記住某些事情，就可以善用這一招。無論是行事曆上的活動、購物清單，還是他們今天會見誰以及做什麼的日程安排，你都可以使用圖片來幫助他們。

如何取得這些圖片？大多數人若不是在網上找到圖片，就是用手機拍下他們想要的圖片。你需要印表機將這些圖片列印出來。你也可以從雜誌或報紙中剪下圖片，使用膠水或膠帶將圖片放進行事曆、日常計畫表或任何你希望的地方。

傑克和莎拉的故事

當傑克在攪拌豆子、胡蘿蔔、西洋芹和洋蔥時，又加了一點辣醬。

「聞起來很香，爸爸。」莎拉說。

「你就等著嚐嚐吧！」傑克開始說道，「我想感謝你幫助我，莎拉。陶藝課的步驟說明、藥盒、圖片豐富的行事曆，這些都很棒。但最棒的就是這台瓦斯的功能。現在我可以做我的德州報警辣椒牛肉（Fivealarmchili）——而不會

觸發煙霧警報器！」

　　「對啊！這個感應器能在你離開時關掉瓦斯爐，而且還有這個煙霧探測器作為備著以防萬一，你應該沒問題。不過你該試試我買給你的這個新微波爐；這是最安全的烹飪方法了。」莎拉笑著說道。

🔹 廚房安全注意事項

　　記憶問題更嚴重的後果之一是，患者可能會忘記關瓦斯爐，這可能毀了鍋具、平底鍋甚至燒了整個房子。我們強烈建議，在第一次出現難以操作瓦斯爐或忘記關掉的跡象時，就必須採取安全措施。要採取哪種安全措施端看患者在操作瓦斯爐上所出現的困難為何，或是你親人的病情損傷程度，以及他們是否非得用瓦斯爐煮東西不可來決定。接下來，我們列出了一些可能的解決方案。如果你不確定哪種方法最適合你的親人，請諮詢他們的主治醫生。

- 將瓦斯爐斷電、斷瓦斯，使其無法使用。讓他們使用微波爐、烤麵包機和／或慢燉鍋。當不需要使用瓦斯爐時，事情就簡單多了。

- 取下瓦斯爐的旋鈕，使其無法使用。由你來保管旋鈕，或將其藏好在房子裡。這種解決方案的優點是，你和其他來訪的朋友仍然可以使用瓦斯爐，而當你不在場時，也還是能確保患者的安全。

- 讓電工在隱藏或難以觸及的位置安裝開關，只有患者以外的人知道這個開關。這種解決方案也具有相同的優點，即便你不在場時，你和其他人仍然可以使用爐子，同時確保患者的安全。

- 安裝一個帶有感應器的設備，可以自動關掉瓦斯爐。若在瓦斯爐附近未檢測到任何動作一段時間（你可以設定時長）後關掉瓦斯

爐。雖然對於需要長時間燉煮的辣椒牛肉或燉肉來說可能有些麻煩，但對許多家庭來說是理想的設備。

- 安裝一個帶有煙霧探測器的設備，可以自動關掉瓦斯爐。當煙霧探測器警報響起時，這些設備會自動關閉瓦斯爐。我們通常不建議單獨使用這種裝置，但在與其他方法結合使用時，它便能成為可靠的後備計畫。

- 結合多種方法。例如，如果你的親人通常可以安全地烹煮，但偶爾會離開廚房並忘記爐灶上的食物，安裝動作感應器和煙霧探測器裝置會是明智之舉。

防止水槽或浴缸的水溢出

雖然這不像忘記關瓦斯爐那樣嚴重，但讓浴缸或水槽中的水一直流到溢出來，進而淹沒房屋也是會導致嚴重的損害。有許多方法可以解決這個問題；以下是幾種可能的解決方案：

- 關閉常會溢流的水管，避免水槽或浴缸溢出。如果房子中有多個水槽和浴缸，但只有一個經常被遺忘並讓水溢出，那這種方法就很有效。

- 使用浴缸警報器。找到最適合你的型號。

- 請水管工人擴大溢流排水口或降低水流強度，以防止浴缸或水槽溢出。水槽和浴缸的溢流排水口設計用於防止溢出，但有時水流強度會使排水口來不及排出。水管工人可以幫忙處理此問題。

傑克和莎拉的故事

「喂？」傑克接起電話。

「爸爸，是我，莎拉。大街上正在施工，所以要記得改走別條路來商場和我們見面喔。」

「好，謝謝。」

「所以，要記住喔，別走大街。」

「我知道了，孩子，大街正在施工。」

「好的，我們半小時後見。」

一小時後，傑克到達了。

「你去哪了？迷路了嗎？」

「唔，你叫我走大街以避開施工，但大街也在施工，所以花了很長時間。」

「爸，我明確告訴你不要走大街啊。」

「真的嗎？我記得你說我應該走大街。你確定嗎？」

莎拉沒有回應。她擔心地看著父親，心想，我無法相信他的記憶力會這麼糟。

給正確的指令

這是一種常見的錯誤記憶（false memory），甚至在沒有記憶問題的人中也普遍存在——相信不正確或虛假的陳述才是真實的。在我們進行的一項研究中，我們給予了健康的老年人和因阿茲海默症而患有輕度失智症的人一系列的聲明，這些聲明隨機分配為真或假。例如，「做一杯濃縮咖啡需要36粒咖啡豆：真的」，以及「53號公車可以帶你穿越城鎮：假的」。稍後，我們再次呈現這些聲明，並問參與者每個句子是真還是假。雖然參與者通常很容易記得真實的聲明是真的，但對於虛假的聲明，他們很有可能也會記得它們是真的——對於那些患有失智症的人來說，大部分都會發生這種情況！

重點是，根本不應該告訴失智症患者什麼是錯誤、虛假或不正確的，因為他們最終可能會相信這是真的。相反，告訴他們什麼是正確的。同樣地，不要告訴失智症患者不應該做什麼，因為他們可能會誤認為他們應該做這件事！請告訴他們應該做什麼。

妮娜和馬丁的故事

馬丁輕輕用手輕輕按壓妮娜的每一隻手，當她將牙膏擠在牙刷上並開始刷牙時。他手把手地引導她，確保刷毛能夠刷到她的後排牙齒。

幾個月來，他一直在教她能越來越獨立地完成刷牙。當他剛開始做時，她在每個步驟上都需要手把手地引導。現在，只要稍微提點她就能完成大部分的步驟。他知道她可能再也無法完全靠自己刷牙了，但他還是感受得到她每週都在進步。

習慣和規律的作息

因為它們用到不同於記憶資訊和事件、程序、習慣、例行公事和運動技能（例如彈鋼琴或騎自行車）的大腦部位，這些部位比較不會受到阿茲海默症和大多其他失智症的影響。由於這種類型的「程序記憶」（procedural memory）或「習慣性學習」（habit learning）相對能保存在失智症患者的大腦裡，許多輕度甚至中度失智症患者都還是可以學習新的（並改善舊的）操作型技能（procedural skills）。

操作型技能和習慣不是透過口頭指令學習的。它們是藉由實際操作來學會的。這種記憶的另一個術語是「肌肉記憶」（muscle memory）。即使實際的學習仍然會在大腦中發生，但請將此視為肌肉透過實踐學習的過程會更有幫助。

請注意，你的親人無法記住所有指示。最有效的方法是無需任何語言地引導他們逐步操作。以下是一些可能可以學習或改善的活動實例：

- 透過瑜伽、太極或類似的活動來改善他們的身體平衡能力。
- 上課改善舞蹈能力。
- 上課改善網球的反手擊球。
- 學習每天都把錢包、鑰匙、眼鏡、錢包和手機放在同一個地方。
- 用彈奏多年的樂器學習一首新曲子。
- 學會製作簡單的手工藝品、繪畫或素描並從中獲得樂趣。
- 當他們搬到新地方時，了解餐廳、臥室和浴室的路線。
- 改善他們的日常生活活動，如穿衣和刷牙。

不是每個人都能透過這種方式提高他們的活動能力。每個人的能力、技能和才華的基準點都不同，每個人的失智症病情也各有差異——即使是由相同的疾病引起的也是如此。如果你想幫助親人改善一項技能卻效果不彰時，請不要氣餒。他們仍然可能改善其他技能，即使他們不能，你也應該為你的努力感到自豪！

妮娜和馬丁的故事

晚餐後，馬丁開始洗碗，而妮娜則走向客廳的電視機。

半小時後，當他走進客廳時，雖然電視開著，但妮娜並沒有坐在沙發上。

「親愛的！妮娜！你在哪裡？」就在他四處張望時，他注意到了。

「糟了。」他說，眼睛瞪大，前門開了一個縫。他衝過去，把門打開。

「妮娜！」他在暮色中大聲喊道。

他看不到任何人。他小跑到他們走道的盡頭。他左看右看，再次左看。好像有個人的身影消失在遠方嗎？

「妮娜！」他呼喊著並跑向那個身影。

經過似乎好一段時間後，他趕上了那個身影。

「妮娜！你要去哪？」

「回家。」她說。

「來吧，親愛的，家在這邊。」當馬丁看著她拖著腳步回到家時，他感受到自己的心怦怦地跳動。太危險了！他想。

預防徘徊行為

我們通常用「徘徊」來形容失智症患者離開家，開始往某處走的狀況。徘徊可能有許多原因。失智症患者可能會想要回到過去的某個地方，例如他們童年的家。他們以前可能離開家去工作，但卻忘記自己已經有20年沒工作了。又或者他們可能只是想在街區散步，但卻在路上迷路了。

徘徊是一個非常嚴重的問題，可能導致迷失方向、受傷甚至死亡。如果你的親人表現出任何一種的徘徊行為，例如打開前門或實際走出去，我們建議你立即採取措施避免徘徊行為的發生，並透過一些方法來處理這個狀況，即使他們最後還是不小心離開屋裡（或餐廳或商店），也能追蹤到他們的位置。下面列出了一些可以用來預防徘徊行為，並在必要時幫助他們安全返家的方法。

使用視覺提示和重新引導

有時候，簡單的視覺提示（visual cues）非常有效，例如可以放在門上或門口的紅色八邊形的「停止」標識，以提供患者一種視覺提示，告訴他們不應該越過這個區域。如果他們決心要離開家，有時候得將他們的注意力重新引導到其他活動，例如與他們一起在街區散步或給他們一段短暫的車程，藉以在最小的衝突下解決問題。

鎖上門

　　預防徘徊行為的其中一個簡單措施是安裝門鎖，使得室內的門不能輕易從裡面打開。但是，若發生火災時，你需要確保能夠迅速打開門鎖。最好選用你可以快速打開的門鎖，但必須是不易被發現或足夠複雜的門鎖類型，以避免你的的親人能輕易打開。

　　一般來說，門上簡單的上下滑動門鎖就足夠了。或者你可以使用與眼睛位置平行的閂鎖，需要透過兩個或更多步驟才能解鎖。一些嬰兒安全鎖也可能適用，視乎患者及其力氣大小而定。

妮娜和馬丁的故事

　　馬丁在屋內的門前放了一塊連接電線的橡膠墊，然後將舊地毯擺在上面。然後，他將電線導入牆壁插座。只要踩在墊子上，警報器就會響，當腳離開墊子時會立刻停止響鈴。

　　「我知道停止標誌沒效，但你真的需要這塊墊子嗎，爸？」他們的兒子問道，「你不覺得我們安裝的滑門就能夠阻止她了嗎？」

　　「嗯，我只想確認她有沒有在門口──我不希望她在那開門開了十分鐘，而感到沮喪。如果她覺得聲音令人不愉快──應該沒人覺得不會！她可能就完全不想接近門了。」

使用警報器

　　從簡單的電子鈴鐺（當門打開時會響鈴），到複雜的家庭警報系統，使用其中的任何一種方法來提示門口是否有人接近或打開，藉以提醒你的親人是否有要離開房子。另外還有床頭鈴，當你的親人在半夜起床時就會發出警報聲，如果那是他們進行徘徊的時間點，這便會是重要的防範措施。同樣的還有椅子警報器，當患者從常坐的椅子上起身時便會響鈴通知

你，另外也有能夠在有人接近門時發出聲音的動態警報器。

監督看護

誰都知道應該要看好可能有徘徊行為的人，但我們也知道在現實生活中是知易行難。儘管如此，如果你的親人出現徘徊的跡象，我們建議隨時要有人陪伴在他們身邊。利用臨時看護和日間照護。邀請家人和朋友每週花幾個小時來陪伴他們。與你的照護團隊中的其他人交談，尋找解決方案。（我們將在第15章中解釋如何建立你的照護團隊。）

身份辨識配飾、追蹤裝置和緊急通報系統

因為徘徊行為相當常見於失智症患者，且可能導致嚴重問題，我們建議所有失智症患者戴上識別手環或其他掛牌，上面標有他們的姓名、診斷結果和緊急聯絡電話。有些程式還可以讓你獲得自己的身份辨識配飾，以免讓你的親人覺得戴著這樣的東西有被汙辱的感覺，這樣的配飾可能有助於讓他們在穿戴時不會太大驚小怪。可在本書最後的延伸資訊或在網路上搜索以獲得更多資訊。

我們知道有一些患者似乎是魔術師，就算看護者已盡了最大努力了還是可以輕鬆離家。也有一些人只是處於輕度失智症階段，不會有徘徊行為，但卻經常迷路。在這兩種情況下，佩戴在手腕追蹤裝置可能會有所幫助。對於習慣戴手錶的人來說，佩戴追蹤裝置通常不會有違和感。事實上，現在市面上有許多手錶可以透過全球定位系統（GPS）、行動網路和Wi-Fi信號來追蹤你親人的位置。其中有一些手錶就是專門為此目的所製作，另外就是任何人都可以購買的智能手錶也能發揮功效。也有其他種類的GPS追蹤器，可以戴在手腕、脖子上，或固定在衣物上。一些追蹤器允許雙向通訊，而其他一些追蹤器則可以輕鬆連接到警局系統，以便在必要

時請執法人員協助追蹤。

寫一份徘徊計畫

當你的親人真的出現徘徊行為時，要保持冷靜和清晰思考是非常困難的。這就是為什麼最好現在就寫一份計畫，以防萬一。在計畫中需要包括以下資訊：

- 一份可供求助的人員名單，包括他們的電話號碼。
- 六張親人最近拍的照片，可提供給警方和志工。
- 六份更新過的患者醫療資訊副本，也可以提供給警方和其他急救人員。
- 你家附近可能存在危險的地點，例如繁忙的街道、森林或水域。
- 一份您認為他們可能會想去的場所清單，無論是朋友的家、街角商店、童年住過的家還是他們曾經工作的地方。

善用科技

我們生活在一個不斷產生新技術產品、手機應用程式和網站的時代。許多創新的科技是為了老年人而開發，而其他一些設計給所有人使用的也可能有助於對你和患者正在面對的問題。在解決任何困擾的問題時，上網搜尋解決方案是百益而無一害。

妮娜和馬丁的故事

「你確定嗎，爸爸？你真的想把新家具都給我，然後把你們的舊東西帶回去？」他們的兒子問道。

「是的，我確定。」馬丁看著妮娜板著臉坐在他們的新沙發上說道。「我

想盡我所能幫助你母親更有像在家的感覺。」當天晚上，舊的沙發、扶手椅和其他家具都重新擺回到馬丁和妮娜的房子。

　　「好，你現在感覺如何呢，妮娜？喜歡我們的老家具嗎？」妮娜舒服地坐進了沙發中，彷彿已經回答了馬丁的問題。

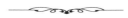

打造熟悉環境

　　隨著親人的記憶在失智症的影響下逐漸受損，他們通常會記得過去而非最近的事情。他們可能只記得數十年前的事物——也許是早年的成年時期，甚至是童年時光。基於這個原因，讓他們身處一個有著熟悉東西的地方通常會讓他們感到安心。例如，一些可能只有老家有的照片、藝術品和其他裝飾品；以前用過的家具；甚至是年輕時喜歡的音樂。你可以努力在他們現在的家中加入一些熟悉的裝飾、家具和音樂。

　　同樣地，你所愛的人可能更能認出穿著打扮和髮型符合過去風格的人，或是非常不同於現代的人。如果你的親人難以辨認出你（或其他家庭成員或親近的朋友），你可以試著以多年前的樣子穿著和打扮——這可能會有所幫助，試試看也不會有什麼損失吧！

如影隨形

　　你的親人是否會亦步亦趨地跟隨你，不讓你離開他們的視線？你聽過這句話嗎：「眼不見，則心無罣礙（Out of sight, out of mind）」？這就是原因所在。

由於失智症損害了他們形成新記憶的能力，如果他們看不見你，他們可能會忘記你在哪裡；忘記上次見到你的時間，甚至忘記你們是否同在一個房子裡。當你只是上洗手間10分鐘時，他們可能認為你已經離開了很久。特別是當他們難以辨認自己的家的狀態之下，如果看不到你，他們可能就會感到焦慮，因為你可能是他們唯一熟悉的事物。因此，他們可能會如影隨形的跟著你。

關於影子追隨，首先要注意的是這並不可怕。他們想要與你在一起並沒有問題。話雖如此，有時你可能還是需要出門約會或一些獨處時間。除了讓其他人陪伴你的親人之外，其他可能有效的策略包括引導他們進行自己可以做的活動，給他們一張你的照片，讓他們看著並留在身邊，或讓他們花時間與家中的寵物甚至玩偶相處。

妮娜和馬丁的故事

「詹姆斯（James）在哪裡？」妮娜問道。

看著書的馬丁抬起頭，驚訝地看著站在他身邊的她。「我們的兒子詹姆斯？詹姆斯不在這裡，他應該在上班。」

「我需要幫他準備上學。」

馬丁咬著嘴脣，思考著應該說什麼才好。上次當妮娜出現錯誤記憶時，我曾糾正她，並解釋她有失智症——結果卻讓她哭了。他抬頭看著她焦慮的面孔。好的，讓我們考慮一下4R原則：安撫、重新審視、引導和放鬆。

他鬆開咬著的雙脣，深吸一口氣，緩緩呼出。

接著他露出微笑說：「沒事的，親愛的。詹姆斯今天早上要早點去上學，所以我今天早上載他去了，來吧。」他站起來時稍作停頓。「我們來看一下詹姆斯在學校時的舊相冊吧。」

接下來的30分鐘裡，他和妮娜一邊翻看舊相冊，一邊笑得合不攏嘴。

馬丁自言自語道，現在還不算太難。我只需要記住隨時使用4R策略就好了。

❧⦾❧

不要與錯誤記憶對抗

一般來說，我們期待回想到的記憶是準確的。然而，實際上的記憶經常會變得扭曲，並與其他記憶混淆，或者以其他方式混淆。你有沒有想過有一個朋友告訴過你某件事，但後來發現其實是另一個朋友說的？將記憶的內容混淆也常會發生在健康的人身上，這就是錯誤記憶所致。

錯誤記憶在失智症中更為常見。患者的記憶錯誤可能會讓他們記住許多不真實的事情，例如認為自己仍在工作，即使他們已退休多年；相信他們的父母仍然健在，但其實他們已經過世了；記得自己已經吃過藥，但其實卻沒有。他們可能還會混淆別人發生的事情與自己發生的事情——甚至是他們在電視上看到的事情！

最好的建議是，如果你的親人有錯誤記憶的狀況，除非這些記憶讓會讓他們感到苦惱，否則不要去反駁或設法矯正這些錯誤記憶。例如，如果你的親人在看完一個旅遊節目後，認為自己去過威尼斯，即使他們從未去過義大利，也不必特地去糾正他們——讓他們享受這種幻想吧。如果他們錯以為一位已故的家人要來接他們並帶他們「回家」，你或許只需要安撫他們並把話題轉移到其他活動或話題上。

有時你的親人可能記憶混淆了，堅信一個愛他們的人傷害了他們，而實際上根本不是這樣。當他們再次看到那個人時，可能會因為這種錯誤記憶而感到心煩意亂。在這種情況下，「4R原則」可能還能派上用場：從他們的角度重新審視情況，放鬆並向他們保證那些事情並不真實，然後將他們的注意力轉移到其他活動或話題上。讓那個被「指責」的人和你的親人一起進行愉快的活動。由於失智症患者的情感記憶比較能被保存下來，他們可能很快就能對這個人產生良好的感覺，不再記得他們的錯誤記憶。

🧩 避免衝突

　　失智症的棘手之處在於，患者往往難以記住自己每一次忘記的事情。因此，他們總是低估自己的記憶受損程度——或者根本不記得自己有這樣的問題。同樣地，隨著他們的記憶障礙惡化，他們可能完全忘記自己有失智症，以致於每次被告知患有這種疾病時，他們都像是第一次聽到這個消息一樣。

　　一般而言，提醒患者患有失智症通常不會有什麼幫助——這通常只會讓他們感到悲傷，或者可能與你爭辯。我們建議盡量避免提及這個話題。但有幾種情況下提醒他們有記憶方面的困難也許可能有幫助，例如當你解釋為什麼現在使用藥盒、拆掉瓦斯爐旋鈕、或不再允許他們開車的時候。我們通常建議在這些情況下，只需提醒他們在處理這些事情時會有一些問題，而不要提醒他們具體的診斷。雖然如此，有些人在被提醒自己被診斷出患有阿茲海默症或失智症時，會更願意接受幫助。你可能需要試試不同的說法，看哪個對你的親人最有效。

總結

　　有許多實際的事情可以幫助應對他們的記憶障礙。如果他們的失智症相當輕微，記憶策略和輔助工具通常能夠派上用場。使用藥盒或其他方法確保藥物正確服用是非常重要。圖片比文字更容易被記住。不要告訴失智症患者不要做什麼，反而是告訴他們應該做什麼。失智症患者通常有可能記得住習慣和例行公事，並且可以學習新的習慣。透過一些手段確保瓦斯爐不會忘記關閉，水不會被忘記關緊。努力預防徘徊行為的發生，並寫一份以防萬一的計畫。利用科技解決記憶障礙。利用舊有時光的人事物來讓你的親人感到更親切。不要反駁那些錯誤記憶。最後，提醒你的親人他們有記憶問題通常沒有幫助。

讓我們看看一些例子來說明在本章學到的知識

Q 在過去的一小時裡，他已經問了我10次關於今天我們要做的事情。我該怎麼辦？

A 有幾種策略可能會有所幫助。你可以給他一個有當天活動圖片的行事曆，並且習慣性地教導他每次問起時去看行事曆。或者你可以直接引導他到一個能讓他忙碌的活動中。

Q 前幾天我從理髮店回家，當我說跟他問好時，他卻問我是誰，以及我在他家做什麼。起初我以為他在開玩笑，但他真的認不出我。我要怎麼讓他認出我來呢？

A 首先放輕鬆，記住這都要歸咎於失智症。確認他在舊照片中是否認得你。如果你看起來跟在舊照片中的樣子沒什麼差別——這可能需要改變髮型或服裝——那他更有可能認出你。

Q 這已經是第二次讓我發現他從家裡走了三條街了。我該怎麼辦？

A 使用行為改變ABC（請參閱第4章）來了解徘徊行為的先兆。在門上安置停止標誌和門鎖。考慮安裝一個警報器，如果他接近或打開門，就會發出聲音。使用身份識別的配飾和相關應用程式，以助你安全地鎖定他的位置。考慮使用追蹤裝置或確保把患者看顧好。制定一份計畫，以釐清當你不能迅速找到他時，你要怎麼辦。

Q 現在我母親開始出現錯誤的記憶——她告訴我她昨晚和她的父母說話了，但他們已經去世30年了！我應該糾正她，告訴她她錯了嗎？

A 不要。除非有糾正她的正當理由，最好直接忽視錯誤的記憶，並將她引導到另一個活動或話題。

第6章

如何應對語言問題

在這一章中,我們將探討為什麼在老化和失智症的狀況下語言能力可能會出現問題,以及為什麼有時會難以將聲音轉換為意義,或是將意義轉換為聲音和文法正確的句子。我們會先回顧失智症導致語言問題的原因,然後探討改善聽力、理解能力和說話困難的各種方法。

大腦將聲音轉換成文字、句子和意義

為了理解語言的意思,首先,我們需要正確地聽到單詞。接著,位於眼睛後方的顳葉外側和下側部位會解讀單詞的聲音,並將這些聲音與其含意聯繫起來。大腦的這一部位不僅能理解單詞,還會理解人和事物的身份,包括如何對它們進行分類。它會保持著一種對知識的分級,人(如瑪麗,學校的朋友;約翰,工作中的同事;蘇珊,我的妹妹)在前方,動物(如貴賓犬,寵物;獅子,動物園的動物;雞,農場的動物)在中間,人工物品(如辦公桌,辦公家具;棒球棒,運動器材;梳子、早上要做的例行公事)在後方。這些儲存的知識構成了我們在說話時可以從中提取的詞彙資料庫。人名和物體的名稱儲存在大腦左側的這一部位,而類似的區域在右側儲存著事物的特質,例如它們是大還是小、輕還是重、硬還是軟。因此,如果顳葉無法正常工作,理解和產生語言都會受到損害。

布洛卡區（Broca's area）位於大腦的前葉，負責處理說話的動作。首先，我們選擇要表達的想法或內容。其次，大腦網絡會找到正確的詞語來表達這個內容。最後，這些詞語被組織成文法句子，並轉化成聲音。當布洛卡區工作異常時，說話和尋找詞彙就會變得困難。

遺忘詞彙

在正常的老化過程中，人們經常難以想起人名、地名、書籍、電影等專有名詞，而即使在輕度失智症中，也可能難以想起日常用品的名字。這些困難可能導致使用錯誤或不夠精確的術語（例如，用花來代替玫瑰，用桌子來代替辦公桌），或者更常見的是在句子中停頓，尋找合適的詞彙。在這些停頓發生時，朋友和家人通常會習慣性地插話提供缺失的詞語。

即使對於健康的人來說，找到正確的詞語也需要下點工夫。這就是為什麼當一個人感到疲憊、生病或狀態不佳時，更難以找到正確詞語的原因——特別是當失智症損害了語言系統時更是如此。

妮娜和馬丁的故事

「妮娜，你用叉子做什麼？」馬丁問道。

妮娜正用一根塑膠叉子當作梳子來用。

「這邊有梳子啊，親愛的。」馬丁說著，從茶几上拿起一根塑料梳子。「為什麼不試試這個？」

妮娜停了一下，看了看梳子，然後繼續使用叉子。

馬丁搖搖頭心想，最初她找不到叉子和梳子這樣的東西的詞，但現在似乎已經分不清它們了。

幾分鐘後，妮娜在電視旁四處張望。

「親愛的，這個電視沒有旋鈕。」馬丁說道。「過來，用這個遙控器換台。」妮娜看了看馬丁手中的遙控器，就像她從未見過一樣。馬丁想，我想她可能忘了遙控器是什麼，甚至忘了現在的電視都有遙控器而不是旋鈕。

忘了名稱和意義

當失智症影響大腦的語言系統時，人們對於人和物品的知識可能會消失。當發生這種狀況時，不僅在尋找物品的名稱有困難，還難以理解該物品是什麼，它有什麼特質，以及它的用途。這種對於物品知識的遺失通常發生在中度或重度的失智症階段。

幫助聽力受損的人理解你說的話

有很多方法可以幫助聽力受損的人理解你說的話：

- 找一個安靜的地方進行談話，盡量減少背景噪音。例如，餐廳的環境噪音就會比較難以控制。在社交活動中，你可能需要移到一個安靜的角落，甚至另一個房間進行交談。
- 確保一次只有一個人講話。
- 面對你的親人，請保持和善的眼神接觸。
- 說話緩慢清晰。
- 說話時稍微大聲一點，但不要大聲喊叫。
- 談話時不要吃東西或嚼口香糖。
- 如有必要請重複講話，使用不同的詞語表達同樣的意思。有些詞語可能比其他詞語更容易聽到和理解。

助聽器有幫助

助聽器能有所幫助。65至75歲之間約三分之一的人有聽力損失，而75歲以上的幾乎一半人有聽力問題。如果你的親人最近還沒有接受聽力測試，請安排他們去醫生那裡進行檢測。如果他們已經有配戴助聽器了，請確保助聽器有在正常運作。看看新型號的助聽器是否比他們目前使用的更適合。有些助聽器現在已經可以透過藍芽技術直接連接到手機，大大改善了通話中的聽覺效果。

如果您的親人不願意戴助聽器，請與他們溝通一下。有些人不喜歡助聽器的外觀或與之相關的汙名感。向他們解釋有些助聽器幾乎看不出來。其他人可能覺得自己聽力沒問題，但那只是因為周圍的人都在大聲說而已！向你的親人解釋，助聽器不僅是為了他們自己好，也是為了周圍人好。

閱讀和書寫

若你的親人只有輕度失智症且聽力有很大的困難，你可以將想告訴他們的事情寫下來，讓他們閱讀，這樣比大聲對他們說（或者對著電話說）更容易。許多老年人發現閱讀信件或電子郵件比電話交流更容易。同樣地，如果你的親人患有輕度失智症並因中風或其他影響脣、嘴、舌頭和聲帶運動的問題而導致言語不清，他們也許透過書寫或打字來溝通會更有效。

言語治療

言語治療（speech therapy）通常被建議用於幫助中風後出現發音困難

的人，但對於一些輕度失智症或因中風而導致言語困難的患者也可能有幫助，尤其是當失智症影響了言語功能或是由於中風引起時。（見第3章，討論了血管型失智症和原發性進行性失語症非流暢／語法缺失型）。言語治療師通常會每週與你的親人見面，並持續數週或數月，視乎他們的病情進展和保險涵蓋範圍而定。請注意，重要的是你（或照護團隊的其他成員）陪同他們去就診，以便了解他們需要練習的內容。就像學習樂器或任何其他技能一樣，他們每天練習指定的言語練習是至關重要的。你給予他們鼓勵並和他們一起練習會讓言語治療更成功。

利用圖片來理解和溝通

圖片能解決許多語言問題。如果你的親人難以找到想說的詞語或清晰發音，他們可能能夠指向他們想要的圖片。在選項相對較少的情況下，例如菜單上的項目、電視節目、可能進行的運動或外出活動，圖片尤其有用。用紙本或電腦製圖來為每個主題製作一頁圖示，以呈現出患者可以選擇的項目。然後，他們只需指向想要的主菜、節目或其他項目即可。也有許多智能手機和平板電腦應用程式可提供這種圖片式的溝通。這些應用程式中的大多數將附有基本物品的圖片，例如廁所、淋浴、牙刷、襯衫、沙拉等，大多數還支援網路或智慧手機上的圖片。由於這些應用程式大多針對平板電腦設計，因此剛開始可以先搜索「用於溝通的平板電腦應用程式」來找到適合你親人的應用程式。請注意，你還可以在行事曆或每日計畫表中使用圖片來顯示當天相關的活動和人物。

妮娜和馬丁的故事

「好了，親愛的。」馬丁打開車門說。「我們到了！讓我們去游泳。」

妮娜沒有動。馬丁向前彎下身子解開她的安全帶，當她開始揮動拳頭時，他急忙退後。「哦不！」馬丁自言自語地說，臉上的顏色變得蒼白，又發生了。當妮娜開始敲擊儀表板時，他就會開始焦慮。振作一點，馬丁，現在不是恐慌的時候。如果她不理解你的話，用行動來示範給她看。並且向她展示你有多愛她。

「來吧，妮娜，我們去游泳──來，你看著我。」馬丁說著，他低下頭，用手臂熟練地做蛙泳動作。他停下來，對著她微笑，輕拍她的背，然後假裝跳入游泳池，然後模仿蛙泳。

妮娜突然想從車上下來，她和安全帶纏鬥著。

「等等，寶貝，等等。讓我幫你解開安全帶。我知道你想去游泳。」馬丁笑著說。

使用非語言和非言語交際

你有沒有試過與一位不同語言的人溝通？你可能用手勢、姿勢、肢體語言、面部表情和語氣來表達自己的意思。如果你的親人在理解語言方面有困難，你可以使用這些所有的方法與他們溝通。其中一種練習的好方法是試著在不說話的情況下傳達你的意思。但是，當你和你的親人在一起時，我們通常建議你們兩個都說出你們想要傳達的意思，並用手勢、肢體動作和語氣來展示。

🧩 視訊電話

對於失智症患者而言，非言語交際是更加重要的溝通方式，使用視訊電話與你的親人溝通可能比普通的音頻電話（無論是手機還是家用電話）更好。透過視訊電話，雙方都可以看到手勢、肢體語言和面部表情，這些都是重要的線索，可以幫助你和你的親人在語言出現問題時足以理解彼此。所有的智慧型手機都能透過內建應用程式或第三方應用程式來進行視訊通話。還有一些獨立機型的視訊電話可以購買。有些獨立機型的電話是針對老年人設計，可能具有一些額外的功能，例如當朋友或家人打來時會自動接聽，以及當患者在屋內移動時會自動追蹤通話者的聲音。

🧩 情感上的溝通

你的親人可能會察覺並回應你的語氣、面部表情、肢體語言和手勢。因此，在觸碰時要溫和，用臉部表情表達出愛意和安慰，並展現開放的身體語言很重要。當他們做出讓你生氣或煩惱的事情時，請記住，問題是失智症而不是他們本人。盡量不要交叉雙臂，皺眉頭。保持開放的手臂和微笑通常是緩解情況的最快方式。

總結

儘管失智症可能導致語言能力受損，但你還是可以與親人進行溝通。在安靜的環境中清晰緩慢地說話。如有需要，幫助他們購置助聽器。閱讀和書寫可能對有聽力或語言障礙和輕度失智症的人有益。言語治療也可能有助於有輕度失智症和說話困難的人。圖片通常可以彌補各種理解和溝通問題。手勢、肢體語言、臉部表情、語氣和其他非言語和非言語交際在面對面和視訊通話中都可能很有用。最後，請記住，失智症患者通常可以記住情感上的溝通。

讓我們看看一些例子來說明在本章學到的知識

Q 我父親知道自己想說什麼，但卻無法表達出來。他越來越沮喪。我該怎麼幫助他？

A ― 嘗試使用紙張或平板應用程式上的圖片來幫助他溝通。為每個類別製作不同的圖示頁面，比如地方、食物和愉快的活動。他可以指出他想要的東西。

Q 我一直和我的妻子交談，但顯然她不理解我在說什麼。我該怎麼讓她明白？

A ― 非語言和非言語交際可能能幫得上你。嘗試使用手勢、肢體語言、臉部表情、語氣來溝通。當然你也可以使用圖片。

Q 我每週都會打電話給奶奶，但即使戴上助聽器，她在電話中仍然很難聽清我在說什麼。我應該怎麼辦？

A ― 確保她的助聽器正常運作，或看看是否有更新的型號更適合她（例如可以透過藍芽直接連接到她的手機的助聽器）。如果她能閱讀，考慮寫封信或發封電子郵件告訴你的近況或其他你想要溝通的訊息。最後，視訊電話可能會提供更好的溝通，直接看得到你的奶奶較能幫助你了解她的狀況。

Q 我知道他並不是故意搞得一團糟，但當他這樣做時，我情緒難免會受影響。即使我沒有用言語批評他，但我的表情還是顯露出來了，他常常為此哭泣。

A ― 因為在失智症中，即使口語理解能力下降，情感溝通仍是可以作用的，他可能會透過你的語調、臉部表情和肢體語言感受到你的情緒。記住他已經很努力了，並回想4R原則（第4章），安慰他一切都沒事了，並保持微笑。即使只是微笑的舉動也有助於提升你的情緒，儘管周圍的狀況有點混亂。

第7章

如何應對視力問題

在這一章中,我們將討論失智症會如何影響視力,從而導致視覺障礙、幻覺等問題。我們將從檢視眼睛的問題開始,雖然這些問題不是由失智症引起的,但都可能會影響視力,進而嚴重影響生活。接著,我們將討論幾種方法來改善失智症患者的視力。

從眼部檢查開始

眼睛問題是老年人視力衰弱最常見的原因,不論是否患有失智症皆然。請確保你的親人定期到眼科就診。眼科醫生可以確定他們是否需要新眼鏡,並檢查光學師製作的眼鏡是否合乎他們使用。標準的眼部檢查也會檢查是否有白內障(另一個常見的視力問題),以及其他可治療的眼部疾病,如青光眼和黃斑部退化。

確保充足照明

如果照明不足,看東西就會變得困難——這是一個無須多言但卻又必須強調的說法。重新評估患者的居家內外照明,特別是樓梯、地下室、戶外步道和有臺階的區域。確保燈的開關面板顏色與牆面顏色對比明顯,以便開關能夠輕鬆看見。對於燈具或開關可能難以接近或在房間的遠端的區

域，考慮使用能夠在進入時自動打開燈光的感應器。將舊燈泡更換為新的螢光燈、發光二極體（LED）或鹵素燈泡，能夠在相同或更低的瓦數下釋放更多光線。

增加視覺提示和對比度

如果僅增加光線量仍不足或不可行，可以增加視覺提示和對比度，例如讓原本可能融入背景的樓梯更容易被看見。在每個臺階邊緣塗上一層油漆或貼上明亮顏色或螢光色的膠帶可以增加它們的可見度——只要確保膠帶牢固地貼在臺階上，避免成為絆倒的危險物品！

在中度至重度失智症中，當顏色的色調相似時，可能會難以將物品與其視覺背景區分開來。對大多數人來說，雞胸肉、鱈魚柳、白米飯、蛋白炒蛋或白麵包在白色盤子上並不會有困難，但對於失智症患者來說可能會有問題！一項研究發現，在長照養護中心生活的失智症患者，當盤子從白色改為與食物顏色（主要是白色）形成對比的顏色（如紅色）時，他們每餐進食的食量增加了。如果你的親人體重下降並且盤子上的食物沒有吃完，試著增加對比度，改變盤子的顏色，看看是否有所幫助。

稍微調整

失智症患者可能會出現一種奇怪但不少見的問題，就是他們的某一側無法看清楚東西，通常會發生在左側。彌補這個問題的一種方式是試著將物品放在他們看得到的那一邊。在盤子的右側擺放食物，在床的右側放衣服，以此類推。如果你在餐廳用餐時，他們只吃盤子右側的食物，可以把

盤子轉過來，讓他們注意到未吃完的食物。當然，許多事情無法移動到他們看得到的那一邊，因此有些活動（例如開車）可能需要被迫停止。

增加數字和字母的大小

你的親人也許能夠閱讀和看時間，但可能難以看清書籍和報紙上的小字，或者手錶和時鐘上的小數字。找到大字顯示的電話、時鐘和手錶。大多數圖書館都有大字顯示的書籍和報紙。如果對他們來說在使用上不會太複雜的話，電腦和平板電腦也可以調整字母大小。同樣地，當為患者寫筆記時，盡量寫大字，用黑色毛氈筆在白紙上書寫。

傑克和莎拉的故事

「我記得你告訴過我，你不喜歡使用GPS裝置。」傑克的朋友說。

「這不是GPS——這是狄克崔西（Dick Tracy）的手錶！」傑克回答。

「狄克崔西？我們小時候讀的那本漫畫偵探故事？」

「對！看這裡。」傑克舉起他的新手錶放在嘴邊。有聲音提示響起，他說：「回家的路。」

「正在獲取回家的路線。」手錶裡的電子聲音說道：「向東北行走主要街道，然後左轉。」

「哇，」他的朋友說「太神奇了！」

「不僅如此，如果我迷路了，我可以用它打電話給我女兒。看！」傑克再次將手錶舉到嘴邊，「打給莎拉。」在提示音後他說道。

使用具有語音導航的電子地圖和導航系統

當視力不佳使地標模糊時，無論是開車還是步行，都很容易迷路。視覺問題也可能使閱讀紙本、電子地圖以及GPS設備變得困難。如果患者迷路的主要原因是視覺障礙，可以嘗試使用具有清晰音頻輸出的智慧手機的數位地圖應用或GPS導航系統。甚至還有智慧型手錶提供逐步語音指示。只需確保這套系統對患者是真的有幫助而不會造成干擾分心就好──你最不希望看到的是為此發生事故！此外，也可以考慮使用眾多追蹤裝置的其中一款，以防親人迷路，儘管你已經盡了最大努力。

當知覺錯亂時會出現錯覺

你是否曾經乍看之下以為某物是人或動物，然後更仔細看時發現那其實是其他東西，也許是一棵樹或灌木？如果是這樣，你已經經歷了一種錯覺。當你感知到某物存在但又沒有正確感知時，我們就會使用「錯覺」這個詞，因此你對它的認知出現錯誤。當視力不佳時，錯覺會很常見。請注意，錯覺與幻覺不同。正如我們稍後在這一章中將要討論的，幻覺是指當你看見某物，而事實上什麼也沒有的情況。

妮娜和馬丁的故事

「爸爸？」

馬丁睜開眼睛，凝視黑暗。正如他所擔心的，妮娜又在和臥室角落的空氣對話了。

「怎麼了，爸爸？」

「妮娜，寶貝，回到床上來。那裡沒有人。」她沒有移動，他打開燈。他

看見她瞇著眼睛盯著角落。

馬丁嘆了口氣，從床上起身，走到她身邊。他輕拍她的背，以安撫的語氣說道：「沒事了。你爸爸不在這裡，這裡只有你和我。既然你已經起來了，我們去洗個澡吧。」

妮娜繼續凝視著角落。他牽著她的手，準備輕輕拉她去浴室，但她抗拒，就是不肯離開原地。他再次用力拉她的手，她抽回了手。「爸爸？」她再次說道。

馬丁重新從她的角度來審視這樣的幻覺。她明顯認為她看到了她的父親。但她並沒有為此感到心煩，所以讓她和角落說話應該不會有什麼問題吧。

他思考著如何轉移她的注意力到其他活動上。「妮娜，你想看看你爸爸的照片嗎？」她慢慢轉過頭，看了他一會兒，然後又凝視著角落。

他深吸了一口氣，放鬆下來。一切都會過去的，他想。她在凌晨3點和角落對話並不重要。他走到客廳，從書架上拿下一本舊相冊，帶到她身邊。「看，妮娜，這裡有些你爸爸的照片。」

幾分鐘後，妮娜坐在床上，開心地翻閱著那本舊相冊。十分鐘後，他們去了一趟浴室，又回到了床上。

馬丁心滿意足地回到了睡夢中。

減少幻覺的影響

你是否擔心親人已經出現幻覺？首先要確定這是否真為幻覺，而不是錯覺或錯誤記憶。真正的幻覺指的是你觀察到你的親人會與一個不存在的人、動物或物體進行互動。錯覺（對實際存在的事物的誤解）最好是透過改善視覺來處理，無論是透過更好的照明、新眼鏡，或是實際去接近那些被誤解的物品皆然。

接著要確定這是否錯誤記憶。你的親人是否真的在你面前看到了已逝的母親，還是僅僅告訴你他們昨晚看到了她？如果是後者，更可能是錯誤記憶而非幻覺。

對於真正的幻覺，我們建議採用「4R原則」——安撫、重新審視、引導和放鬆（詳見第4章）：

- 安撫他們，用冷靜而基於事實的語氣向他們保證一切安好，比如說：「沒事了，其實沒有任何人在那裡。」

- 從他們的角度去重新審視幻覺。他們是否因此感到不安？許多失智症患者經歷幻覺時並不會感到不安——主要是家人對患者出現幻覺感到困擾。如果這也是你所遇到的情況，請注意，儘管我們希望你的親人與現實世界互動，但許多幻覺其實無傷大雅，所以沒有必要完全讓它們消失。但若你的親人對幻覺感到困擾或威脅，那麼解決這個問題就變得更加重要。

- 將他們轉移到愉快的活動中，分散他們對幻覺的注意力，比如**翻閱舊相簿、吃點小吃、散步或開車**。因為幻覺可能與特定地點有關，所以散步或開車通常是最有效的做法。

- 放鬆，請記住我們的目標是減少他們幻覺的時間，讓幻覺變得不那麼具威脅性。我們可能無法完全消除幻覺，但我們幾乎總能減少發生的頻率和影響力。

最後，有幾種藥物可以減少幻覺及其影響，這是我們在步驟三會討論的內容。

妮娜和馬丁的故事

當馬丁和妮娜坐下來吃晚餐時，馬丁感覺到有些不對勁。

「你不是他，你不是真正的馬丁。」她說道。

「我是啊，寶貝。」他安撫地說。「也許你忘記了我變老了多少——我們

都變老了——但我確實是馬丁。」

她懷疑地看著他。

「來，吃點花椰菜和雞肉吧！」他說，試圖將她的注意力轉移到晚餐上，同時把一些菜放在她的盤子裡。

「你不是他。」她再次重複道。「離開我的家。」

他知道這只是因為她的失智症所致，但還是忍不住眼淚流下。他試著放鬆下來，思考應該怎麼做。好吧，有何不可呢？

「好的，妮娜，我走了。」他說著擦去眼淚。「我會出去看看，如果我找到真正的馬丁，我會送他來找你的。」

他戴上帽子和外套，步入夜晚之中，關上了門。當他在屋子前來回漫步時漸漸感到放鬆。大約5分鐘後，他回來了，大聲打開門。

「寶貝，我回來了！」馬丁從玄關朝廚房喊道，就像以前上班回家時做過幾千次那樣。

「馬丁。」他聽到她柔和的聲音回答道，「是你嗎？」

「是的，寶貝，」他自言自語，「那麼，我不妨假裝一下。」他走進廚房時說道：「我很抱歉，我在辦公室工作到很晚，今晚的晚餐是什麼？」他說道。

妮娜沒有回答，但她用認可的眼神看著他。

「哦，雞肉和花椰菜，看起來很棒！」

忘了你是誰

其中一些最令人困擾和難以應對的症狀是你的親人認不出你、認為你是別人，或者認為你是冒牌貨。在這裡，我們會討論三種應對這些症狀的策略：使用「4R原則」、增加視覺提示和使用聽覺提示。我們也會在步驟三中討論一些可能派上用場的藥物。

儘管「4R原則」在大多數情況下都很有用，但在這種情況下尤其有用。

- 用溫和的陳述安撫你的親人，比如說：「我知道我看起來夠老了，像是你的父親，但我真的是喬治（George），你的丈夫。」或者「我知道我現在看起來和年輕時有些不同，但我不是替身——我是你的丈夫，真正的喬治。」

- 重新考慮一下，如果你不認識那個自稱是你配偶或孩子的人，你會有何感受。請牢記，如果你真誠的安撫無法幫助到他們，你需要改變你安撫的話語，轉而使用一般應答的語句，比如：「沒事了，你做得很好。」

- 將你的親人引導到可能幫助他們認識你的愉快活動，比如翻閱相簿或做一些你通常會和他們一起做的事情，無論是唱歌、跳舞、散步、烹飪還是拼圖。這些活動也有助於分散他們的注意力，讓他們不會過分關注你是誰。

- 最後，放鬆一點，試著意識到：儘管你盡了最大的努力，他們的視力或記憶可能已經惡化到他們無法認出你了。然而，你仍然可以享受你們在一起的時光。

有時候，無法認出你是因為你現在的樣子和以前不同——比如現在你有了白頭髮。也許他們現在看到的你，有了白頭髮，更符合他們對父親的印象，所以當他們看到你時，就會認為你是他們的父親。有時，因為他們的記憶障礙，他們可能認為自己還年輕，還沒有配偶或孩子，這樣的誤解可能導致他們無法認出你是誰。因此，如果可能的話，你可以考慮改變你的髮型、髮色或服裝，讓它們回到許多年前的樣子，這可能有助於你的親人認出你來。

有時候，即使你的親人認為你是別人，但他們仍然可以從你的聲音認

出你。因此，當他們認為你是別人時，明確做出離開家的動作可能是有益的，等待5到15分鐘，接著打通電話回去或只是從門外說你回來了，然後再回家。如果你成功了，你可能會聽到一個有趣的故事，他們可能會說有一個陌生人、冒牌貨或其他人來到了家裡，說他們假裝是你——而實際上，一直都是你！

腦後部皮組織萎縮

最後，有些失智症患者的視覺問題會是最明顯的症狀，而其他認知功能，如記憶力、語言和行為，則基本上保持完好。如果你的親人就是如此，那你可能會聽過腦後部皮組織萎縮這個術語。腦後部皮組織萎縮本身不是一種疾病，但它可以清楚解釋那些以視覺問題作為最明顯症狀的失智症患者。之所以取這個名稱是因為大腦後部或後部皮質受到的影響通常會是最大。

總結
不論是由失智症還是眼部疾病引起，視覺問題都可能干擾你的親人的身體功能，甚至導致幻覺，讓他們認為你是一個冒牌貨。然而，有很多事情可以幫助他們。首先進行眼部檢查，確保他們的眼鏡度數正確，並先處理那些可治療的疾病。確保家中及周圍環境有足夠的照明，並在潛在危險的地方增加視覺提示，比如樓梯。根據他們在單邊的視力或注意力上的狀況進行調整。增加他們日常活動中的視覺對比度和文字大小。使用具有聽覺指引的導航系統。減輕幻覺的影響。最後，當你的親人無法認出你、認為你是別人，或認為你被冒牌貨取代時得以被處理。

讓我們看看一些例子來說明在本章學到的知識

Q 我妻子總是迷路,我知道她的視力不太好,我能怎麼幫助她呢?

A 首先,確保她有去看眼科醫生,如果需要的話請配戴新的眼鏡,並治療患者既有的眼部疾病。如果失智症的病情非常輕微,一個帶有語音指引的電子導航系統可以防止她迷路,無論是開車還是步行。只是要確保系統能幫得上她且不會讓她分心——你絕對不希望她發生事故!

Q 好的,所以我們讓父親接受了白內障手術,也給他配了新眼鏡,但他似乎還是看不太清楚,尤其是左邊。我們應該怎麼辦?

A 許多失智症患者因為大腦受到失智症的影響,通常在某一側,尤其是左側會出現看東西有困難的狀況。試著將食物、衣服和其他物品放在他看得到的那一側。請記住,若有這樣的症狀就需要停止各種需要雙眼良好視力的活動,例如開車。

Q 我丈夫昨晚在我們的臥室看見了他的母親。因為是親眼看見這樣的狀況發生,所以我知道那完全是幻覺。我應該怎麼辦?

A 使用「4R原則」——安撫他,讓他知道一切都很好,從他的角度重新審視出現幻覺這件事,引導他去做一些可以分散注意力的活動,最後放鬆心情。請記住,處理幻覺的目標不一定是要完全消除它們,而是要減少它們發生的頻率和影響。

Q 有一半的時間,我妻子認為我是她的父親或哥哥,其他時間她就認得出我來——但她不認為我是真正的我!我該怎麼辦?

A 從「4R原則」開始——讓她知道你是她的丈夫,從她認為你是別人的角度來重新審視你的行為,引導她進行任何能幫助她認出你的事情,最後嘗試放鬆心情。由於罹患失智症的關係,她可能認不出你,儘管你已經盡力了。你也可以試著讓你的外貌更像多年前的樣子,看看她是否能夠認出你的聲音,這可能有助於她認出你的其他特徵。

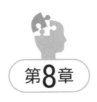

第8章

如何應對情緒問題

失智症可能會引起你的親人許多情緒反應，包括挫折、沮喪、焦慮，有時甚至會出現過度哭泣或大笑。儘管情緒本身並不是問題，但要注意的其實是他們的情緒狀態。沒有被注意到並且給予治療的情緒可能會導致行為問題和功能衰弱。在本章中，我們將解釋為什麼失智症或許會導致情緒問題，以及你該如何應對它們。當你閱讀時，你可能會發現本章中有些解釋和建議也適用於你自己；這正是我們想看見的。我們將在第14章繼續討論你如何應對自己的情緒，例如憂鬱和焦慮。

傑克和莎拉的故事

在過去的一個月裡，莎拉越來越擔心她父親可能患有憂鬱症。

「爸爸，我在想，」莎拉開口說，「你現在不在陶藝店工作，也不和朋友打曲棍球了，那你平常都在做什麼呢？」

「喔，我自己做早餐吃、看個電視，然後做午餐，或許會睡個覺。」傑克說著，打了個哈欠，「然後我剛被你吵醒。」

莎拉愣了一下才回答：「爸爸，你聽起來有點憂鬱。」

「唔，你知道我的朋友們大概有一半都已經去世，而其他朋友也大概不會有什麼活動。即使我有你幫忙我，但還是很難再做一些簡單的事情了，這確實很令人沮喪。」傑克傷心地說道，「我現在要繼續我的午睡了。稍後再和你說話，莎拉。」

嗯……爸爸聽起來真的很傷心，莎拉心裡想著，頓時有點哽咽。

憂鬱和焦慮是失智症常見的症狀

很多人在得知自己患有阿茲海默症或其他失智症時會感到悲傷或焦慮，這可以理解。此外，失智症可以透過直接損害大腦的不同部位來影響患者的情緒。因此，憂鬱和焦慮在失智症中很常見。

憂鬱

當悲傷情緒持續了很長一段時間（2週或更長時間），並影響到身體機能時，我們通常稱之為憂鬱。憂鬱並不正常，並非單純只是因為你的親人年紀較大且患有失智症才會發生。憂鬱有時候可能會與失智症混淆不分，因此可能需要醫生或神經心理學家的評估，以了解得更清楚，例如，是失智症引起了憂鬱，還是憂鬱導致了思考和記憶困難。

憂鬱的常見症狀包括：

- 悲傷感
- 自我感覺無價值或內疚感
- 對過去失敗的執著
- 容易流淚
- 焦慮或對小事情的煩躁
- 記憶困難
- 難以集中注意力
- 睡眠困難
- 白天疲憊和無精打采

- 食慾改變
- 經常想待在家裡
- 生理機能運作緩慢
- 身體痠痛或疼痛
- 對活動失去興趣
- 對性失去興趣
- 對生活失去興趣
- 對未來感到絕望
- 頻繁出現不好的念頭

焦慮

焦慮通常會以緊張和擔憂來表現，但它也可能產生許多身體症狀（見下

列清單）。可以理解的是，有時焦慮症狀被歸因於疾病導致。另一方面，許多這些症狀可能指向那些極為嚴重的疾病，比如心臟病發作。如果你的親人出現這些症狀，必須帶他們就醫尋找病因，例如心臟病。但如果醫生排除了可能導致症狀的所有疾病，那他們也許是患有焦慮症。

焦慮的常見症狀包括：

- 感覺不安、焦躁或緊張
- 感到即將發生危險、恐慌或厄運
- 感覺心跳加快（心悸）
- 呼吸急促
- 出汗
- 顫抖

- 感覺虛弱或疲憊
- 難以集中注意力
- 難以思考其他事情
- 胃或腸道問題
- 難以控制焦慮情緒
- 避免觸發焦慮的事物

突發或是不合時宜的哭泣或大笑

你是否擔憂親人會莫名地哭泣或笑出聲音？他們是否有時會在不合適的時候笑，即使沒有什麼好笑的？如果你在親人身上觀察到這兩種情況之一，就應該考慮這些行為是否與失智症有關。醫生通常將這種狀況稱為假性延髓情緒（pseudobulbar affect）或病理性大笑或哭泣（Pathological Laughing or Crying）。

如果你的親人經常哭泣，也許是因為他們感到沮喪。但不要假設原因，請問清楚他們自己的感受。如果他們說感到悲傷而哭泣，這就表示他們感到沮喪。另一方面，如果他們說沒有感到悲傷，但不知道為什麼會哭泣，這可能是由於失智症對大腦的損傷使他們難以控制眼淚。同樣地，自發、誇張或不合時宜的笑聲可能是因為你的親人認為某事非常有趣，也可能是因為他們其實不覺得好笑，但也無法控制自己的笑聲。直接問清楚是

澄清情況的最佳方式——這很重要，因為治療將取決於原因，正如我們將在步驟三中看到的那樣。

身體能力下降

失智症（特別是在病情的早期）中出現的沮喪和焦慮的原因之一其實也常見於任何人，即當自己無法做到那些日常生活的小事或令人愉悅的活動時就會有這些情緒。**「做不到」的狀態就會導致挫折感和煩躁。**情緒狀態也可能受到影響。擔憂自己將來會變得難以管理情緒也可能導致憂鬱和焦慮。綜括這些情緒與身體功能上的障礙，可能會導致我們的親人不再參與活動，因為這些活動對他們來說太難、太挫敗，或者太令人沮喪——因為在活動中失敗會強調他們殘疾的一面。

提高能力

因此，先試著提高他們的能力是值得嘗試的解方。有時只要有一點點的改善就能讓他們重新願意參與那些對他們來說重要的活動，無論是在花園工作、為孫子女織衣服，還是在餐廳點餐。在第5、6和7章中，我們討論了改善記憶、語言和視覺功能的方法。使用這些在步驟二以及第11章中提到的方法來提高親人的能力。在步驟三中，我們還將討論那些可以提高患者能力的藥物。

傑克和莎拉的故事

「爸爸，為什麼你不做你最喜歡的辣椒牛肉？」莎拉問道。「我給你買的微波爐可以用啊。」

「那道辣椒料理太複雜了。」傑克沮喪地回答說。「這又是另一件我做不

來的事情。想也知道我根本搞不懂這個新的微波爐。看看這些按鈕——那肯定有30個！」

莎拉希望這個微波爐能夠取代瓦斯爐和烤箱，因此她買了一個多功能微波爐。「嗯，我知道你的意思，」她看著微波爐說道。「那麼，這個給我用，我們再去買一個吧。」

在電器店，莎拉問道：「爸爸，這個怎麼樣？」傑克看著微波爐，它只有兩個旋鈕，沒有按鈕。「嘿，這個頂部的旋鈕就像瓦斯爐上的一樣——只分成小、中和大。微波爐上面的旋鈕還有計時的功能。這對我來說真是一個好選擇！」

走向車子時，莎拉問道：「爸爸，要不要我晚上過去吃飯？你可以試試你的新微波爐，用你拿手的那道辣椒料理來試試？」

「嗯……那道菜有點複雜……。」傑克感到不太自在地說。

「我會幫你的。我們會在回家的路上買些食材。」

莎拉按照正確的順序將食材放在廚櫃上，並貼了一張小便條，上面寫著每種食材需要的分量。在這一點點幫助下，傑克能夠按照食譜做辣椒，把辣椒放進微波爐中，並適當地設置功率和計時器。

嘀嗒聲響起！

「好了！」傑克說著，舀了兩碗。

「辣椒不錯呀，爸爸！」

「謝謝你，莎拉。」傑克笑著說，「還有很感謝你幫我弄到這臺『老人家』微波爐，還幫我準備好食材。我會把這些便條留在這裡，這樣我就可以隨時做我的辣椒牛肉。」

調整任務

試著減輕患者執行任務的難度。如果他們可以完成預先被簡化的任務，這可能會讓他們對自己感覺更好，減少憂鬱情緒。例如，幫助他們準備好花園工具、種子、植物和其他他們需要的東西，你可以直接將一個非常複雜的任務轉化為了一個更單純簡單的任務。在烹飪方面，幫忙準備好

食材，並在使用烤箱和瓦斯爐等可能有危險的時候陪伴他們。

　　請注意，確實有些活動對於你的親人來說可能會太困難，或是存在危險性，例如打橋牌、使用電動工具或開車。在這些情況下，可以考慮使用4R原則（第4章）來重新引導他們參與他們可以參與的活動。

治療憂鬱和焦慮

　　即使你已經盡力增強他們的能力並減少執行的困難度，你可能還是會發現親人仍然受到憂鬱或焦慮之苦。好消息是，與醫生合作就可以有所作為來改善他們的情緒。

　　如果他們對記憶喪失或診斷感到焦慮或沮喪，參與小組支持團體或一對一的心理治療諮商可能會有所幫助。**談話療法可以實現不同的目標，包括在他們感到焦慮或悲傷時提供應對策略、處理這些情感的根本原因，以及面對生死相關的問題，例如死亡以及在他們離世後留下的遺產。**除了更一般的方法外，還開發了特定的療法來治療記憶喪失的患者所出現的焦慮和憂鬱。由於這些療法會針對於情緒上，而情緒具有其特定的記憶系統，即使治療過程的某些內容被遺忘，它們通常還是會發揮作用。話雖如此，讓親人允許你與他們的治療師交談，以便你可以更加確定他們建議的應對策略是有益的。

　　最後，我們將在步驟三討論治療情緒的藥物。

有氧運動、冥想和放鬆療法

　　你的親人是否對於記憶喪失感到悲傷或焦慮，但對於服用藥物或與任

何人討論此事卻也不感興趣？有三件事可以讓他們自行進行以幫助改善情緒（或許需要你的一點幫助），那就是有氧運動、冥想和放鬆療法。這些都已被證實能夠改善老年人的情緒並減輕焦慮。運動有強而有力的證據證明其效果，但也有研究支持正念訓練（冥想是其中一個例子）和放鬆療法的使用。你可以在本章中找到更多有關運動的資訊，冥想和放鬆療法請詳見步驟四，以及在本書末還有更多相關的資源。

運動改善憂鬱和焦慮——可能減少焦躁和攻擊性

運動透過多種方式改善情緒。運動增加了血清素和去甲腎上腺素的水平——這些對於情緒調節非常重要——並教導我們的身體更有效地應對身體和心理壓力。運動可以幫助孤立的人有更多的社交。運動可以給予我們的親人一種成就感。還可能改善他們的外在條件並使他們對自己的外貌感覺更好，所有這些都有助於減少憂鬱和焦慮。一項研究表明，在這11年以來，不愛運動的人比每週運動1到2小時的人更容易患憂鬱症，其風險提高了44％。事實上，運動已被發現對於治療各種族群的憂鬱和焦慮方面等同於藥物的療效。最後，很可能是由於腦部化學物質的改變以及身體因此感到疲憊的因素，有氧運動也可能會減少失智症患者的焦躁和攻擊性，並改善睡眠。

在開始新的運動計畫之前，請先向醫生確認

關於運動，有兩個重要的問題：

1. 在親人開始全新的運動計畫之前，請先與他們的醫生確認，尤其是如果他們患有心臟病或有家族病史、有吸菸史、超重，或患有以下任何疾病：高膽固醇、高血壓、糖尿病或糖尿病前期（血糖水平偏高）、氣喘或其他肺部疾病、關節炎或腎病。

2. 如果你的親人在運動時出現以下任何警訊，他們需要立即尋求醫生的幫助，不論是致電醫生或撥打911（在美國的大多數地區）：胸部、頸部、下巴、手臂或腿部的疼痛或不適、頭暈或昏倒、呼吸急促、腳踝腫脹、心跳過快、腿部疼痛，或你和患者所擔憂的任何其他症狀。如果他們無法記得自己出現了這些症狀，或者無法致電醫生或911尋求幫助，那麼在運動時他們需要有人在旁陪伴。

理想的運動計畫

　　美國疾病管制局、美國運動醫學會和國家衛生研究院皆同意，建議的最低運動量是每週盡量每天可以進行30分鐘的中等強度的有氧運動。有氧運動是能讓你的親人呼吸急促、心跳加速的活動。中等強度有氧運動的其中一個例子是散步。30分鐘的步行對他們來說太長了嗎？那只要進行每次10分鐘的短時間運動，每天累積達到至少30分鐘，也可以改善整體健康。

　　儘管大多數研究都集中在有氧運動的益處，但有證據表明，阻力訓練有助於改善許多血管風險因素。因此，我們還建議每週進行兩次提高平衡和肌肉量的訓練，例如瑜伽、太極和等張式肌力訓練。

　　對於絕大多數成年人來說，即使是看似重大的身體障礙，也存在一些可以安全進行的體育活動。例如，即使是腿部截肢者也可以參與並在高強度的運動中表現出色。即使無法站立的人也可以進行坐姿運動，以獲得非常有力的鍛煉。幾乎每個人都可以找到適合自己的運動計畫。除了散步之外，你的親人還可以嘗試在健身館和YMCA（青年基督教會）等地方提供的其他健身設備，例如健身車、跑步機、橢圓機或攀梯機。在淺水池中行走和游泳也是進行有氧運動的絕佳方式，如果他們有關節疼痛（例如關節炎），這些運動形式尤其適合。如果他們原本就有在打網球、高爾夫、曲

棍球或滑雪等運動，那就繼續保持下去吧！最後，請注意，目前沒有任何證據指出運動有任何損益大腦健康的可能性——多運動，身體會更好。只要他們的心臟、關節、肌肉和其他身體部位能夠禁得起進行超過每天30分鐘的運動，請鼓勵他們多運動。

運動對於身體的益處

運動有助於保持健康的體重，控制血糖水平，降低「壞」的膽固醇水平，提升「好」的膽固醇水平，強化心臟，並使血壓保持在理想水平——這些都是減少心臟病和中風風險的因素。運動有助於維持肺部的健康，減少慢性肺部疾病患者問題的疲勞和呼吸急促。

當心肺功能健康良好時，每個人就有更多精力去應對日常任務——包括對患者的照護工作。運動有助於保持骨骼和關節的活動性和功能，降低骨質疏鬆症和關節炎的發生風險。對於關節炎患者來說，運動有助於減輕關節疼痛和僵硬。如果這還不夠說服你的話，研究指出：定期運動的人感冒機率較低，而且即使感冒，康復速度也更快。

運動可以增強你自己的記憶

最後，當你觀察到親人的記憶力正在減退時，你可能也會開始擔心起自己的認知能力是否還健康。除了我們剛剛列出的所有運動益處外，運動還可以透過實際長出新的腦細胞來幫助保持你的記憶敏銳度！我們在《管理記憶的七個步驟》一書中對這個話題進行了更詳細的討論，但我們簡單地說一下，運動已經被證明可以幫助大腦釋放出一種可以促進學習力的化學物質，並且能讓掌管大腦記憶中樞的海馬迴長出新的神經元，來改善記憶和思考能力。那些經常運動的人罹患失智症的機會比不運動的人要少，而且失智症發生的年齡也會更晚。

總結
處理患者的情緒問題是重中之重的任務。學會認識憂鬱和焦慮的跡象。幫助他們應對隨著能力下降而常見的悲傷和挫折感。首先要改善你親人的生活能力，並調整任務的難度使其更容易被進行。藉由有氧運動、冥想、放鬆和談話療法來治療憂鬱和焦慮。

讓我們看看一些例子來說明在本章學到的知識

Q 我覺得我的妻子正處於憂鬱狀態，她還有記憶方面的問題。我要如何知道是記憶問題引起憂鬱，還是反過來是憂鬱引發記憶問題？

A— 因為很難釐清憂鬱還是記憶才是潛在問題，讓你的妻子接受神經心理學家、神經科醫生、精神科醫生或其他記憶專家的評估可能才是有幫助的。

Q 我的丈夫每天都在哭泣，但當我問他怎麼了時，他說：「沒什麼，我心情沒有不好。」這是發生了什麼事？

A— 如果你的丈夫在哭泣但他並不感到悲傷，他可能患有假性延髓情緒（也稱為病理性大笑或哭泣）。這意味著失智症使他無法控制眼淚，即使當下並沒有什麼事情讓他感到不安。

Q 我的妻子患有憂鬱和焦慮，但她拒絕服用藥物或與任何人談論她的感受。我們還有什麼方法能做的嗎？

A— 有的！有氧運動、冥想和放鬆療法都可以幫助改善情緒和減輕焦慮。

第9章

如何應對行為問題

失智症可能導致許多行為問題,例如冷漠、易怒、焦慮、攻擊性,以及「日落症候群」(sundowning)。在本章中,我們將解釋大腦功能障礙如何導致這些行為問題,除了固執、嫉妒、偏執和飲食習慣的改變。我們在第4章開始了對這些問題的應對,介紹了行為改變ABC、4R原則和三個時間原則;如果你尚未閱讀這些基本方法,請先回頭閱讀一下。在本章中,我們將在這些通用方法的基礎上進一步學習如何處理具體的行為問題。(註:如果你有特定問題需要幫助,但在本章中找不到相關資訊,請查閱步驟二中的其他章節,或使用索引找到你需要的資訊。)

失智症患者可以開車嗎?
確保他們能安全駕駛——或制止他們駕駛!

大多數失智症患者不應該開車。但是,有研究表明,非常輕微的失智症患者可能仍然可以安全駕駛,至少能做到如同16至19歲的駕駛者一樣安全。然而,如果你的親人已經進入輕度、中度或重度失智症階段,則應停止駕駛。即使他們處於非常輕微的階段,每個月也應該重新評估駕駛能力,以確保他們能維持安全駕駛。(你該如何知道他們處於哪種失智症階段呢?請參閱第1章以了解失智症的各個階段。)

你的親人在駕駛時基本上可能會遇到兩個困難。首先要面對的就是迷

路，雖然這有些麻煩，但並非最糟糕的情況。如果他們迷路了，他們還是可以停車問路、使用手機上的應用程式、使用GPS裝置、從車內手套箱中拿出地圖，或者撥打電話向他人尋求協助。如果需要，你（或朋友）還是可以開車前往他們所在的地方，然後讓他們跟隨你回家。第二個困難是他們可能無法進行安全駕駛。無論是開車速度過快或過慢、未看到行人或在紅燈時停車，或者行駛在錯誤的車道上，如果他們無法安全駕駛，他們就不應該駕駛。

確定你的親人是否安全駕駛有兩種方法。第一種方法是你、另一位家庭成員或朋友每個月坐在副駕駛座上，觀察他們平常會駕駛的路線。讓這件事被包裝成一種愉快的體驗——出去吃晚餐或喝杯咖啡。研究指出成年子女是觀察父母駕駛行為的最佳人選。第二種方法是讓他們參加正式的駕駛評估。有些州會委託交通部門提供這樣的評估。此外，康復醫院提供的駕駛計畫可以評估患者的駕駛行為，有時也可以幫助他們改善駕駛技能。儘管這些正式的評估可能需要花費幾百美元，但絕對物超所值——相較於單次事故而言，這費用要便宜得多。

如果你確信你的親人已經不應該開車了，但他們強烈不同意你的看法，那麼該怎麼辦？我們建議他們參加正式的駕駛評估（如果他們尚未參加）。這樣一來，就不會只是你和他們的意見相左而已，而是提供他們對於駕駛能力的客觀檢測。如果他們接受了這項評估並且被判定駕駛不安全，或者拒絕接受評估，還有一些事情是你可以做的。

對許多拒絕停止駕駛的人來說，問題並不是實際的駕駛，而是失去了隨心所欲移動的獨立性。透過大眾交通系統、家人、朋友、計程車、共享交通工具（如Uber）和其他解決方案的搭配，為他們找到替代方法。考慮到油費、車輛維護和保險的成本後，許多家庭發現不開車出行實際上更經

濟實惠。有些社區甚至讓高中生或健康的長青族提供乘車服務給那些無法自行開車的老人。

有些人無論你如何懇求、駕駛測試失敗，或者提供其他交通方式仍堅決不放棄駕駛。儘管我們通常不贊成欺騙，但為了患者和公眾的安全，我們認為有時候一些「善意的謊言」比發生事故造成任何人受傷更好。例如，你可以告訴你的親人，你的女兒需要借用汽車幾天，很快就會歸還。或者，你已經找過，但就是找不到汽車鑰匙。或是汽車正在修理廠維修中。（如果你對機械略懂一二，也可以直接斷電、拿掉電纜或拆下火星塞。）

最後，在本書末尾的「額外資源」，我們列出了一些有關駕駛安全和認知能力下降的相關出版物，可以從網路上免費下載。這些出版物包括有關失智症可能如何影響駕駛安全的資訊，協助預防駕駛狀態可能的變化，並在你的親人現在或將來需要停止駕駛時給予支持的資訊。

妮娜和馬丁的故事

馬丁想說所有人都別再一直待在家裡了。我們要制定一個作息表，走出房子，做點事情！

馬丁寫下了以下的日常作息表：

8:00am	起床，上廁所，刷牙	1:00pm	離開餐廳去辦事
8:20am	淋浴並著衣	2:00pm	完成辦事，回家
9:00am	準備並吃早餐	5:30pm	準備並吃晚餐
9:50am	整理好，開車去老年中心	7:00pm	閱讀或看電視
10:00am	到達老年中心	8:00pm	準備上床睡覺
11:50am	離開老年中心，開車去吃午餐	9:00pm	睡覺
	在餐廳吃午餐		

如何保持生活熱情？

我們經常聽到家人抱怨說他們的親人整天什麼都不做，只是坐在家裡看電視。我們也經常意識到他們不太會主動與朋友和家人交談或參與討論。有時這些變化與能力下降有關，如果他們不能再做他們曾經喜歡的活動，他們可能也很難找到表達的詞彙或理解複雜的對話。然而，這些問題也許就會讓他們會有態度冷漠的表現，不再保有興趣、熱情或關注事物。冷漠（Apathy）可能是因為失智症損害了大腦的前部或其中的某些連結作用而出現的。

要克服這個狀況的其中一個好方法是透過日常的例行活動來應對。例如，確保你的親人在正常時間起床，白天不要在床上賴上好幾個小時。讓坐下來吃早餐成為他們的日常習慣。重要的不是這些活動的內容，而是你的親人能在白天做些什麼。如果他們需要有人在旁陪伴，可以請朋友、家人、志工或看護幫忙。有關建立照護團隊的更多資訊，請參閱步驟四。即使是短暫的外出或一週幾次的家訪，也比讓他們每天整日獨自待在家裡要好。

妮娜和馬丁的故事

妮娜和馬丁到達他們最喜歡的餐廳。「兩位用餐。」馬丁對領檯員說，當妮娜蹣跚地經過主持人時，來到另一桌坐著另一對夫婦的靠窗位置。「抱歉，我們之前都是坐那一桌。」他對領檯員說。

領檯員走到附近的一桌，馬丁便溫柔地引導妮娜到那一桌坐下。

幾分鐘後，看著已經上菜的另一對夫婦，妮娜說：「我餓了。」

「我也餓了！」馬丁說，「我相信我們的食物很快就會到了。」

妮娜開始敲桌子。

「不要這樣，親愛的。」馬丁伸手過去安撫她。

「我餓了！」她又說了一遍。

「我知道，親愛的，我知道。」他轉身試圖引起女服務生的注意。

比馬丁想像的更快，妮娜站起身，開始緩慢地向出口走去。

馬丁立刻跟著妮娜起身，她站在他們以前常坐的桌子前。另一對夫婦正在看著她。

妮娜從麵包籃裡拿起一個餐包，轉身朝門口走去。

▓ 可怕的脫序行為

你有沒有遇到過讓你生氣到想破壞東西或打人的事情？如果阻止你採取行動的大腦部位出現問題，會發生什麼事情呢？因為大腦前部掌控刺激和反應之間的暫停鍵，當它或其連結作用受損時，一個人可能會在不加思索的情況下做出反應。由於這種損害，失智症患者可能會在未先思考行為是否適當的情況下採取行動。他們可能會偷食物或其他物品；他們可能會賭博上癮或從事其他冒險行為；他們可能會說或做一些性騷擾的事情。使用更多的粗言穢語，或發表種族歧視或性別歧視的言論。

妮娜和馬丁的故事

馬丁正在開車回家，交通變得非常擁擠。妮娜開始在手套箱上輕拍。

「沒事的，親愛的。」馬丁說，緊張地看了她一眼。

妮娜現在正在拍打著手套箱，他們停在另一個紅燈處。

他閉上眼睛，低下頭直到碰到方向盤。好的，馬丁，別生氣，你可以應付的。一切都會沒事的。

馬丁抬起頭，看到妮娜正在拉車門把手。

拉第二次的時候，她已經猛力打開車門。接下來，她已經在拉扶手，試圖

離開車子。

　　馬丁把車檔調整到「P檔」，拉起緊急煞車，然後打開自己的車門。他試圖下車。他花了幾秒鐘才意識到他的安全帶仍然緊扣。現在妮娜正在車陣間緩慢前行。

　　紅燈轉綠燈，車輛開始移動。馬丁解開安全帶，站起來，繞過車子小跑步過去。他試圖引導她回去。一些車輛正在按喇叭。妮娜的顫抖比平時更嚴重。她無法移動。

　　「讓我們回到車上，親愛的。」馬丁一邊摩擦著她的背說道。幾秒鐘後，她開始朝車子走回去，車輛在他們身邊駛過。

　　幾分鐘後在車上，妮娜正在享受著乘車的樂趣，似乎已經忘記了剛才的事情。然而，馬丁無法停止思考。如果我無法讓她回到車上會怎樣？

　　我們還能再外出嗎？

缺乏抑制行為可能導致安全問題

　　當你的親人有行為問題時，可能會讓你感到痛苦、身心疲憊和心碎。行為問題也可能導致安全問題。失智症可能會使患者在沒有考慮後果的情況下貿然行事。如果他們感到憤怒，可能會用拳頭或任何可以拿得到的物品打人，包括刀、槍和棒球棍。如果他們想要下車，他們可能馬上執行，就算車還在行駛中！這並不意味著你需要停止開車和待在家裡，但確實意味著你需要仔細計畫外出。

妮娜和馬丁的故事

　　馬丁正在幫妮娜坐上車，準備要去老人活動中心。當她彎下腰時，突然看著馬丁。

　　「你大號了嗎，親愛的？沒問題，我幫你擦乾淨。」

　　他們慢慢回到了房子裡。馬丁試圖引導妮娜進入浴室，但她顯然很累，走

進了臥室，坐在了扶手椅上。

　　「你累了嗎，親愛的？好吧，你先休息幾分鐘。」五分鐘後，馬丁說：「好了，妮娜，該起身了，換掉這些髒衣服。」妮娜沒有動靜。

　　「來，妮娜。」他拉了拉她的手臂，但她並沒有動。

　　馬丁坐在床邊，嘆了口氣。我要如何讓她清理自己呢？他想著。幾分鐘後，馬丁想到了一個主意。

　　「親愛的，我猜你的腳不舒服。為什麼我們不脫掉你的鞋，讓腳透透氣呢？」妮娜伸直了雙腿，馬丁脫下了她的鞋子。「這樣應該舒服多了，對吧？」妮娜點了點頭。

　　「現在，要不我們脫掉襪子？」妮娜再次伸直了雙腿，馬丁脫下了她的襪子。「現在，也許你想站起來伸展一下雙腿？」不久，馬丁已經幫妮娜脫掉衣服，並把她帶到了浴室。

預防失控

　　對於有過與幼兒相處經驗的人來說，當某人固執己見——理性上的固執——你就算花上整天與他們爭辯也不會成功。如果你的親人正堅持己見，你越是與他們爭辯，他們就可能越是抗拒，無論是進餐、吃藥、上車、下車、刷牙、換衣服，或是洗澡。許多失智症患者既有冷漠感，也難以控制自己的衝動。他們可能會在椅子上坐上幾個小時，心情完全愉悅，但如果你希望他們做一些不同的事情，不僅可能受到固執的抗拒，甚至是突然變得暴力，而且很少會讓你有時間反應。

　　有時候4R原則也許能幫你轉移他們的注意力到其他事情上，然後在你放鬆的時候，你可以向他們保證一切都沒事，同時溫柔地幫助他們做一些事情（或者他們應該做的事情）。

另一個處理任性行為的好方法是運用三個時間原則（詳見第4章）來採取一些簡單的步驟。不要說：「來吧，你需要脫掉衣服洗澡」，耐心一點，一次只做一件事。從「你的臉頰上有點髒，這是一塊沾有肥皂的溫暖毛巾，看看你能不能把它擦掉。」開始。然後及時給予讚美——「太好了！你做到了！」——同時繼續：「你知道嗎？你的脖子也髒了，試著把髒東西擦掉……哦，現在你的衣服濕了。讓我們把它脫掉」，之類的小步驟。很快你的親人就會赤裸著身子進入浴缸。可能他們還是不想進去浴缸？如果他們不願意洗澡，也許他們願意坐在浴缸邊，把腳放進水裡。一旦他們習慣了溫暖的水，也許他們會願意慢慢進入水中。或者即使他們不肯進浴缸，也許你也可以用毛巾幫他們擦洗。如果他們拒絕上車去看醫生，也許他們願意去散步，然後不經意地走到車前。

妮娜和馬丁的故事

馬丁從小睡中醒來，聽到了窸窣聲。他坐了起來，看到妮娜正試圖離開房子。雖然他忘了在門墊下方開啟警報裝置，但他還是記得啟用了滑動鎖。

當她試圖打開門時，門再次發出聲響。他站起來走向她。

「沒事的，親愛的，沒事的。」他安慰地說。「嘿，你想聽些音樂嗎？也許跳點舞？」他試圖將她的注意力轉移。馬丁走向立體音響，而妮娜則繼續試圖打開門。

音樂稍稍平息了她的情緒，但她仍然想要打開門。

馬丁正考慮該怎麼辦。嗯，她並沒有造成任何傷害。也許我就等她放棄好了。但以後該怎麼解決這個問題呢？

我知道了！馬丁在幾分鐘後想到了。我要製作一個「行為記錄表」來發現是什麼觸發了這種行為，這能幫助我找出如何阻止她以後想要離開家的方法。

⌒⌒∞⌒⌒

解決方法
處理激動、攻擊性、好戰和不適當／無節制的行為

我們建議使用4R原則和三個時間原則來著手處理激動、攻擊性、好戰行為以及不當或失控的行為。正如本章稍後所述，音樂也可以有鎮定作用。然而，我們知道有時候，音樂或當下的其他方法都無法成功控制行為。對於困難或難以控制的行為，我們建議你使用行為改變的ABC。製作一個行為記錄表，記錄行為（在地板上踢腳），包括其強度（造成櫃子內的瓷器碰撞）和持續時間（3分鐘）。然後，開始識別出先兆——發生在行為之前的事情（告訴他得去看醫生）——和結果（我們不去看醫生了）。有關更多資訊，請參閱第4章。

因為先兆通常就是誘發因素（告訴他得去看醫生），你可以試著在未來避免這些先兆（只告訴他你們要開車去兜風），你也可以好好地規劃（帶上另一個人幫你處理他去看醫生時的情況）。同時要注意結果。如果行為爆發的後果是讓你的親人稱心如意，你實際上是在強化這種行為——使他們將來更有可能重蹈覆轍。儘管如此，你和親人的安全始終是第一優先考量，因此如果行為爆發可能導致他們傷害自己或你，你或許需要讓他們按照他們的方式行事。

最後，因為這些行為都會造成棘手的問題，所以與你的照護團隊（步驟四）討論它們總是有益無害，如此一來就能為你提供支持和建議。

尋找出患者身上的疾病

疾病是造成焦躁、攻擊性和好鬥行為的一個特別需要提到的原因。有時失智症患者患有肺炎、膀胱感染或充血性心臟衰竭的第一個徵兆是他們的行為開始變得更糟糕了。也許是在短暫的時間，當他們可能發燒或出現

其他病徵時，才會知道他們生病了。你或許不知道他們生病的原因是，你的親人可能忘記告訴你他們小便時感到灼熱，或者他們無法表達自己呼吸急促。而另一個原因是──即使是輕微的感染也可能進一步損害已經受損的大腦功能。甚至是年輕、各方面健康的人在發高燒時也會感到意識混亂，你可以想像即使是低燒也可能讓患有失智症的人感到不適。因此，每當你的愛人變得比平常更加迷糊、焦躁、攻擊性或好鬥時，想一想他們是否可能患有感染或其他疾病，並帶他們去看醫生。

安全為上策

正如前面提及的，你和親人的安全永遠應該是你的首要目標。有一些事情可以幫助確保你和他們的安全：

★ **拿走槍械**。即使思考和記憶正常的人也會有意外發生，而對於失智症患者而言，這些意外更有可能發生。大多數警察局都會接受槍支捐贈。

★ **捐贈電動工具**。和槍械一樣，失智症患者常常會在使用電動工具時發生意外。將它們送給家人、朋友或鄰居。

★ **收起刀具**。如果你的親人可能會用刀傷害自己，或者可能威脅到你，可以使用兒童安全鎖或將刀具放在不易被找到的地方。

★ **考慮給櫥櫃加上兒童防護裝置**。大多數失智症患者不會嘗試吃不是食物或飲品的東西，但如果你的親人患有額顳葉失智症，可能就會這麼做。這種情況便需要為櫥櫃加上兒童防護裝置，或者藏好任何清潔液和危險化學品。同樣地，如果你的親人經常暴食，可能也需要鎖住冰箱和食物櫥櫃。

★ **在汽車中保持安全**。如果你的親人曾試圖在汽車行駛時下車，你可以做兩件事情。首先，讓他們坐在車輛後座，並啟用兒童防護鎖──你通常

可以在車門上找到這樣的開關，以防止車門打開。其次，如果你在網路上搜尋「安全帶鎖」，會找到各種經濟實惠的產品，可以防止你的親人解開安全帶。

★ **聯繫家人、朋友或警方。**如果與你的親人有激動失控的行為，或者你擔心可能會出現這種情況，不要猶豫，立即聯繫家人、朋友或警方。

★ **離開房屋。**有時，當下的狀態如果已經越演越烈，請暫時離開房屋5到15分鐘可能會是明智之舉。幾分鐘後，你的親人可能又會忘記爭吵的內容，甚至忘記自己當時為何生氣。

妮娜和馬丁的故事

馬丁、妮娜和他們的兒子從停車場走向餐廳。

馬丁心想：「我們以前很喜歡這家餐廳，但上次妮娜的行為太糟糕了——竟然偷了那對夫婦的麵包——我不確定他們是否還會歡迎我們回去。」

「5點，三個人，要一張紫色的桌子。」他們的兒子對店員說。

「請這邊走。」店員回答道。

當他們舒適地坐在房間角落的一張桌子後，馬丁問他的兒子：「你說要一張『紫色桌子』是怎麼一回事？」

「紫色桌子是某些餐廳在特定時間為在正常餐廳用餐有困難的人所預留的特定桌子。通常會把這樣的座位安排在不太擁擠的時間，遠離噪音和喧囂的桌子，他們知道你可能不太能等。」他說，剛好女服務生走了過來。

「太棒了！」馬丁說。淚水開始在他眼角凝結，他心想，我以為妮娜和我再也不能在我們最喜歡的餐廳用餐了。

完善的外出計畫

在家中處理那些行為已經很困難了，而在外面可能會變得更加困難。成功外出的關鍵是提前計畫，從小地方著手（不要太難以實現），先找到

你的親人可能疲憊或有問題行為的時段，並且保持靈活的調整，如果原先的計畫行不通就要改變計畫。如果你嘗試外出但效果不佳，不要放棄——利用這次經驗來完善下一次的規劃。有關如何計畫成功外出的詳細資訊，請參見步驟五。

妮娜和馬丁的故事

　　馬丁注意到他所記錄的行為記錄中有兩種行為模式，他也記錄了妮娜試圖離開房屋的所有時間。第一個可能會發生在早上——但只有在她前一晚睡眠不好的時候。第二個是通常會在下午4點到5點之間發生。

　　「我現在知道我需要做什麼了。」馬丁心想。「我需要確保她每晚都能睡個好覺。我需要在下午晚些時候讓她保持平靜。」

　　在接下來的一週裡，馬丁試著在屋內嘗試各種不同的活動，以轉移妮娜下午對於門的興趣，並讓她保持平靜，但似乎沒有什麼方法有效。

　　「上次在下午還能一帆風順是什麼時候了？」馬丁問自己。「我知道了！那是我們出去吃晚餐的時候。我在想……是晚餐嗎？還是在車裡的時候？妮娜總是喜歡坐在車上……。」

　　當時間來到下午之後，他看到妮娜開始變得焦躁不安，他早已做好準備。當她走向門時，在她試圖打開門之前，他說道：「你想出去嗎？」她點了點頭。「我也想——讓我們去兜風吧。」

　　馬丁用安全帶繫好她，然後出發了。他開車繞行了20分鐘，然後駛向家。有些疲憊的妮娜當馬丁帶她回到房子時並沒有抗議，之後進入廚房時，她在旁陪伴著馬丁準備晚餐。

　　馬丁對自己微笑著，他把今天發生的事情寫在了行為記錄中，以追蹤他們正在取得的進展。

為日落症候群制定因應計畫

　　雖然沒有人確切知道為什麼思考、記憶和行為會在一天的最後變得更

121

糟糕（通常稱為「日落症候群」），但普遍認為大多數失智症患者確實會出現這種情況。這種混亂的發生理論上可能與他們感到疲憊，視力因光線減少而受損，導致迷失方向，或者與他們的生理時鐘有關。

我們能給出的最好建議是為這個時段做好準備，並盡量避免在這個時候出現給患者壓力的情況。你不會想在自己參加馬拉松後或整天旅行後立即安排社交活動，因為你知道自己會感到疲憊，並且表現不佳。在這個時段對於你的親人也是一樣的——他們也不會處於最佳狀態。

也許你已經認知到這個事實，只是沒有很積極地去嘗試任何作法；你只是在家裡努力度過這段時間，不出現任何危機。使用你在第4章學到的方法。從4R原則（放鬆、安撫、重新審視、引導）開始，努力放鬆，同時安撫你的親人，重新從他們的角度思考問題，並將他們引導到不會讓他們心煩意亂的活動上。

運用三個時間原則，一次傳達一件事情時需要花點時間，接著在他們做得好的時候及時給予讚美。最後，如果情況依然不見起色，使用行為改變ABC來書寫行為記錄，探索可能觸發行為的先兆以及可能強化這些行為的結果。

飲食變化

許多失智症患者失去了對自己衝動的控制，他們會吃任何他們能找到的甜食，比如一整盒餅乾或一桶冰淇淋。為什麼會發生這種情況呢？想想看，如果你可以隨時隨地無限量地吃任何你想要的食物而不會有任何後果，比如感到飽足、生病或增加體重，你會吃什麼？在餐廳裡選擇兩個主菜？小孩子才做選擇，全都點！被那份熱熔巧克力聖代誘惑？毫不猶豫！

覺得好吃想再來一份嗎？儘管去做！

　　雖然這可能看起來不像什麼大問題，但是一些失智症患者會吃下幾乎所有可以取得的食物；我們照顧過一個患有額顳葉失智症的人，他吃了一罐美乃滋、一盒蛋糕和一塊未煮熟的牛排。在這些情況下，我們建議監控他們白天吃的食物，晚上鎖住廚房櫥櫃和冰箱。你也可以考慮拿掉所有甜食，並在家裡放水果、蔬菜和其他健康零食。

妮娜和馬丁的故事

馬丁離開了走廊的浴室，回到客廳。

「你去哪了？」妮娜問道。「你又去打桌球了，對吧？」

「妮娜，我只是在浴室裡。你剛剛看到我離開這裡5分鐘⋯⋯。」

「別騙我！」她打斷了他，盯著他的眼睛。「你去找其他女人了！」

他嘆了口氣，心想，又來了。不要和她爭論，馬丁。放鬆，使用4R原則。

「你。」他安撫地說，試著微笑，「一直都是我唯一的女人。」

妮娜仍然懷疑地看著他。

「現在，要不要跳點舞？」他說著拿起她的手，開始哼著一首小曲。

妮娜隨著他的動作搖擺了一會兒，然後停了下來。

「好喔，這是個開始！」他說。「我們放點音樂，來開始跳舞吧。」

減少衝突

　　我們中的任何人都可能偶爾感到妒忌或偏執。你看到兩個人在悄悄交談並瞥向你的方向，你會想知道他們是否在談論你。你的配偶和帥哥美女開玩笑或笑聲有點大聲，你就會想知道他們是否在調情。妒忌和偏執的情緒是無意識的，但通常會被你理智、大腦前部適時壓制。這些情感會快速

進行現實檢驗，得出結論：那兩個在悄悄交談並瞥向你的人更可能只是朝著你的方向看，而不是在看你本人。而你的配偶並沒有調情，即使他們確實這樣做了，也無傷大雅，沒有什麼好值得生氣。

當你的親人表現出妒忌或偏執時，你的第一反應可能是和他們理論，並解釋為什麼他們的妒忌或偏執毫無根據。有時這樣的討論會成功，事件會很容易解決。然而，有時這種討論會惡化成不愉快的爭吵。要知道，記憶問題可能導致妒忌和偏執的想法產生，而大腦的現實檢驗無法正常進行時就可能讓這些想法持續並擴大。因此，你可能無法用邏輯解決這種情況。

我們建議使用4R原則：首先讓彼此都放鬆下來，並意識到失智症才是真正的問題所在。重新從他們的角度去思考當下的情況：儘管你只離開了10分鐘，但你知道，由於他們的記憶問題，對他們來說可能感覺像幾個小時。平靜地向他們保證一切都沒事，你並沒有做那些他們指責的事情。將他們引導到另一個話題或活動中。如果4R原則沒有起作用，使用行為改變ABC找出是什麼觸發和／或強化了妒忌和偏執。同時不要忘記向你的照護團隊（步驟四）尋求幫助！

🧩 音樂是良藥

音樂有一種神奇力量，有助於平靜人們的情緒，能減少憂鬱、焦慮、易怒和激動。在照護患者時對失智症患者唱歌或與他們一起唱歌已被證明可以減少問題行為並改善與患者的溝通。音樂究竟是如何產生這些效果的原因尚未確明，但其成效是真實可見的。**聽過「電梯音樂」這個詞嗎？這個詞的出現是因為電梯裡的音樂有助於減少乘坐者的焦慮。**

有兩種音樂性的應對方法可以幫助你的親人更容易放鬆。第一種是播

放本質上是放鬆的音樂。無論是古典、爵士、流行、搖滾、嘻哈還是民間音樂，大多數音樂風格都有一些自然緩慢且富有放鬆感的作品，比如古典華爾茲、舒緩的爵士樂和柔和的搖滾樂。你可以嘗試用這些風格的音樂來安撫你的親人。第二種應對方法是播放他們熟悉的歌曲，也許是他們最喜歡的歌手或專輯。即使這些熟悉的音樂本身並不會令人放鬆，但它可能有助於改善他們的情緒，減少煩躁、激動和攻擊性。你也可以結合使用這些方法：挑選親人最喜歡的歌手或作曲家的音樂播放，並確保那些歌曲是平靜、放鬆的音樂。

＊ 如何知道播放的音樂是否對患者有幫助呢？

如果難以分辨，可以記錄一份行為記錄，記錄他們在有或沒有音樂的情況下發作的頻率、持續時間和強度。你可以嘗試不同的音樂，看哪種效果最好。每首音樂都試聽幾次，因為每個人的情緒時好時壞。

一旦找到最適合你親人的音樂類型，可以製作幾個不同的播放清單——每個清單大約在一到兩個小時（或更長），並用任何你最容易儲存的方式來保留這些播放清單，無論是存在在手機或電腦上，還是錄成CD或錄音帶合輯中。製作一個播放清單專門播放舒緩音樂，以幫助保持他們的平靜，另一個播放清單則播放充滿快樂、活力的音樂，以在他們情緒低落或需要提振情緒時使用。如果過了一段時間後，你對這些播放清單膩了，也可以製作一些新的播放清單。

如果你認為這些方法聽起來很不錯，但不確定如何在你的黑膠唱片中實現，可以請教精通科技或音樂的朋友和家人來幫忙。

🧩 芳香療法

芳香療法使用天然精油和植物萃取物，可以作為乳液塗抹或用作空氣清新劑，有助於改善身心健康。一些研究表明，這些精油和萃取物可以改善情緒和睡眠，減少行為問題，並刺激食慾。

常見的精油包括：薑精油有助於促進食慾和緩解胃部不適，薰衣草和檸檬香蜂草（lemon balm）有舒緩和放鬆的作用，薄荷或柑橘精油有刺激作用。不知道芳香療法對你的親人是否有效？雖然不是每個人都覺得這些香味有益，但沒有道理不試一試！

妮娜和馬丁的故事

「嗨，爸爸。」兒子通過電話說道，「我想過來給媽媽帶個小禮物——一些她可以抱著、摸著會發出聲音的東西。」

「聽著，兒子。我知道你是好心，但我沒時間照顧貓——我已經每天花36個小時在照顧你媽媽了。」馬丁回答。

「你會喜歡這隻貓的，相信我。」

二十分鐘後，兒子拿著一個裝有一小片毯子的籃子走進了房間。

「給你，媽媽，我給你帶來了一個小朋友。」他從籃子中拿出一隻貓咪的填充玩具。

妮娜微笑著撫摸著貓咪。令馬丁感到驚訝的是，這個玩具會動、會發出聲音。然而，對於妮娜來說，這並不令人驚訝或不安。

「我就知道媽媽會喜歡它，因為她一直都很喜歡貓。而且我覺得你不會介意，因為這個貓蠻容易照顧的。」他眨了眨眼說道。

———❦———

🧩 寵物陪伴

這樣的話，不是很棒嗎？如果有一個人可以日夜陪伴你的親人──一張友善、熟悉的臉孔，提供情感支持並且從不批評呢？現在想像一下，只要你提供給他們住宿和食物，這個人就願意免費工作。聽起來是不是太好了？

對許多失智症患者來說，寵物可以提供這種友善的陪伴。研究顯示，許多人──包括那些失智症患者──在與寵物共處時感到更加快樂、放鬆、不那麼孤獨，也不容易變得心煩意亂。對於失智症患者，其他的好處可能包括減少焦慮，減少行為問題，增加社交互動，提高身體活動量和改善營養。寵物甚至可以降低高血壓！如果你的親人是寵物愛好者，這可能是讓他們找到一些陪伴的好方法。你只需確保適當餵養和照顧寵物。

你喜歡養寵物這個主意，但擔心你的親人無法照顧牠？一個解決方案是每週讓寵物去探訪你的親人幾天。或者，如果他們患有中度至重度失智症，填充玩具或機器寵物可能是完美的解決方案。事實上，機器寵物已經被證實對晚期失智症患者提供了與真實寵物類似的好處──而不會帶來麻煩或照顧的困難。

總結
在照顧患有失智症的親人時，行為問題可能是最困難的挑戰之一。好消息是，有許多方法可以用來減少不需要的行為，並鼓勵積極正向的行為。 　克服患者對一切漠不關心的方法是透過日常的例行活動來應對。用小步驟避免頑固行為。利用行為改變ABC、4R原則和三個時間原則來處理激動、攻擊性、好戰和不適當／無節制的行為。確保患者的安全，捐贈或妥善保管槍械、電動工具和刀具。在必要時請求幫助或離開危險環境。在駕車時保持安全，必要時制止親人駕駛。另外，必須妥善處理日落症候群和具挑戰性的戶外互動行為，以及患者的妒忌和偏執行為。最後，考慮透過舒緩且耳熟的音樂、宜人的香氣、填充玩具和真實寵物或機器寵物來幫助親人感到更舒適自在。

讓我們看看一些例子來說明在本章學到的知識

Q 他想開車，但我不知道這是否安全。

A 了解他是否能安全駕駛的好方法是當乘客看他在常去的路線上駕駛的狀況。如果你完全覺得沒有異狀，那麼他可能可以安全駕駛。請每個月持續陪著他一起開車。

Q 我這輩子從未外遇過，現在已經83歲了，我的妻子卻指責我有外遇。

A 試著使用4R原則：向她保證你沒有外遇，重新從她的角度考慮這件事情（可能是因為她不記得你去了哪裡了），將她引導到另一個活動或話題，同時讓她放鬆下來，並牢記她還是愛著你的。

Q 當她沒能及時到達浴室時，我並不介意幫她清理，但現在當我想讓她洗澡時，她卻和我唱反調。

A 應對頑固的一種方法是採取單一簡單的小步驟。如果當你要她去洗澡時她和你作對，也許她會願意用濕毛巾擦拭她的臉，然後也許她願意擦拭頸部、胸部等。如果你已經準備好水，到她脫衣服時，她可能會高興地進浴缸。

Q 早上他表現得很好，午餐時一般般，但下午變得有些不知所措，晚上則越來越糟糕。我能怎麼辦呢？

A 著眼在那些正向的狀況上。你知道他早上表現得最好，試著在這個時間去安排重要的家庭活動和外出活動。此外也要意識到如果下午你有活動，他可能就無法參與了。最後，避免安排晚間活動，並使用4R原則、三個時間原則和行為改變ABC來應對這個時段的行為。

第10章

如何應對睡眠問題

當你獲得良好的夜間睡眠時，對於應對那些具挑戰性的失智症問題便更能得心應手。另一方面，當你的睡眠品質不佳時，即使是遇到一些小困難也可能讓你感到沮喪和煩躁。如果對於一個擁有健康大腦的你來說是如此，那麼可想而知睡眠對於失智症患者來說有多麼重要了。對於那些失智症患者而言，睡眠不佳可能會導致許多問題，更別說這些問題肯定時常會干擾你自己的睡眠！在本章中，我們將了解失智症中常見的睡眠問題以及應對這些問題的方法。

妮娜和馬丁的故事

「你看起來有些疲憊，爸。媽媽還是會在半夜醒來嗎？」

「是呀！」馬丁說。「她以前可能會醒來待個1小時，但現在，每當她醒來時，她會清醒2到3小時——而且她可能一晚會醒來兩次。」

「你有試過用你之前用過的那些記錄來追蹤她的睡眠嗎？」

「行為記錄嗎？但睡眠不算是一種行為。」

「那有關係嗎？就稱它為睡眠記錄吧。」

「那麼，爸，上週媽媽的睡眠狀況如何？」

「嗯，星期一早上8點我叫醒她。她9點30分早餐喝了一杯咖啡。午餐後，我們在12點45分左右在街上走了一圈。她從下午3點小睡到4點。我們晚上8點半上床。9點入睡。然後她從晚上11點到1點醒來一次，再從3點到5點醒來第二次。星期二的早上，她在8點起床——。」

「等等，爸爸。讓我們來計算一下她實際睡了多少時間。所以，她下午3點到4點小睡了1小時；晚上9點到11點睡了2個小時；從下午1點到3點，又2個小時；5點到早上8點，又3個小時。這總共是8個小時。」

「所以這代表什麼？」馬丁問。

「這代表媽媽在床上的時間太長了！你讓她每天晚上9點上床，早上8點起床，再加上每天至少1小時的午睡。你讓她每天睡12個小時，但她的身體只需要睡8小時。這就是她每晚醒來4個小時的原因！」

馬丁拍了拍自己的額頭。「我很高興我教出了這麼聰明的兒子。我想我得改變我們的日常作息。我看看喔……如果她晚上11點上床，早上6點起床，再加上1小時的午睡，那每天總共就是8小時睡眠。我來試試看。」

從睡眠記錄開始

如果你的親人晚上入睡困難，早上又太早醒來，或者在半夜醒來且醒來時間過長，首先要做的是做好睡眠記錄。至少持續記錄一週，其中包括他們上床入睡的時間、半夜醒來並再次入睡的時間、早晨醒來的時間、起床的時間以及白天小睡的時間。記錄下所有可能影響睡眠的其他事項，例如當天的行程、運動情況、攝取的咖啡因飲料和攝取時間等。利用睡眠記錄，計算他們每天24小時內的睡眠時間（包括小睡），並算出平均每天實際的睡眠時間。還要計算他們在床上非睡眠時間的平均時間。檢視你記錄下的其他因素是否帶來任何影響。每次嘗試介入處理時，也都要寫在睡眠記錄中，以檢視是否改善他們的睡眠。

根據你記錄的睡眠記錄，請觀察他們的睡眠習慣和週期，看看有什麼模式可循。請確保你的親人不會在清醒的狀態下花太多時間在床上進行如吃飯或是打電話之類的活動；這樣會給身體發出錯誤的信號，讓身體誤解

床的用途。最好的方式是讓床只限於睡覺和性生活這兩件事，雖然有人睡前在床上閱讀或看電視一小段時間也能有不錯的效果。

幫助你的親人保持良好的睡眠週期。最好每天都在相同的時間入睡和起床。記住，大多數老年人需要的睡眠量與他們年輕時一樣，或者少了大約30分鐘。這代表大多數老年人每天需要睡7至8小時（包括小睡）。根據我們的經驗，老年人最常見的睡眠問題是他們睡太多。晚上10點入睡，早上8點起床可能聽起來不錯，但實際上不是——試圖每天睡上10個小時，這對於大多數人來說都太多了！

午睡是可行的，但它們應該不宜過長，並需要被計入每天的總睡眠時間。午睡只需要睡簡短的20至30分鐘，最好不要超過一個小時。

如果你的親人整夜一路好眠，但實際上每晚卻睡了10甚至12個小時怎麼辦？只要他們早上醒來感到精力充沛，並且白天能保持清醒（也許需要短暫的午睡），那就沒問題了。

改善睡眠習慣

那麼，要如何真正改善你親人的睡眠習慣呢？

首先，正如我們剛剛討論的，避免在床上進行任何清醒的活動。

其次，幫助他們建立良好的睡眠週期。可以用他們年輕時的作息時間作為參考，確定他們每天可能需要多少睡眠時間。如果不確定，可以使用你寫的睡眠記錄中的平均睡眠時間。你也可以嘗試以每天7.5或8小時的睡眠時間為準，要包括午睡的時間。如果他們每天已經午睡15至60分鐘，可以繼續保持下去。試著讓他們的夜間作息與家中其他人和／或他們的外出活動時間可以有良好的配合。

　　舉例來說，假設你的親人以前還在上班時每天睡8小時。那現在如果每週有3天是需要早上8點送他們去日間長照養護中心，而且早上額外要花1.5小時幫他們準備出門，則應在早上6點半叫醒他們。如果他們在下午會午睡30分鐘，他們應該在晚上再睡7.5小時，這意味著他們應該在晚上11點上床睡覺。最重要的是，要確保他們每天早上都在6點半被叫醒，而不僅僅限於去日間長照養護中心的那幾天。建立一個一致的睡覺和起床時間表對於保持良好的睡眠模式和睡眠健康非常重要。

　　如果他們的睡眠週期非常混亂，試著讓他們每天都能往我們期望的週期靠近約1個小時。因此，如果理想情況下他們需要晚上11點入睡，早上6點半醒來，但他們目前是在早上7點入睡，下午3點醒來，則每天提前1個小時叫醒他們。在中午時分讓他們暴露於陽光下也有幫助，這樣晚上他們的身體就會分泌褪黑激素，這是身體產生的一種有助於入睡的激素。

　　最後，我們將在步驟三討論睡眠相關的藥物。但是在此提前預告：我們不推薦除了褪黑激素之外的任何安眠藥。

調整例行公事

　　修改每日例行公事有助於改善親人的睡眠。當你嘗試這些調整時，請詳載於睡眠記錄中，以便你看見它們的成效。請記住，有些調整可能需要一週或更長的時間才能看到正面的效果。

　　咖啡因飲料會使人保持清醒。如果你的親人喜歡在早上喝一杯咖啡、茶或其他含咖啡因的飲料，這可能有助於喚醒他們，讓他們可以開始新的一天。然而，如果他們喝太多這種飲料，或者在晚上喝，可能會讓他們在晚上仍然保持清醒。首先要做的是讓他們別在晚上喝含咖啡因的飲料。例如，如果他們喜歡在傍晚或晚餐後喝一杯咖啡或茶，那麼可以讓他們喝無

咖啡因咖啡、無咖啡因茶或草本茶。每個人的情況都不同。有些人在早上喝一杯咖啡後就需要節制；有些人喝含咖啡因的飲料到下午5點也沒問題。一般來說，完全改為無咖啡因飲料是最好的解決方案。你也看看哪種作法對你的親人最有效。請注意，可樂和許多其他汽水也含有咖啡因，因此也要等同視之。另外，巧克力中也含有類似咖啡因的成分，因此可能也要避免他們在晚餐後吃巧克力。其他與晚餐有關的建議還包括不要在睡前進食大分量的餐點和飲酒——飲酒實際上會使人難以保持睡眠。

鼓勵你的親人在白天定期進行身體鍛煉——這將有助於他們晚上的睡眠。同樣，充滿各種活動、外出或接受日間照護的那幾天，也會使他們在晚上感到疲憊。晚上進行刺激性的活動也要小心避免。

營造出晚上安靜、平和的氛圍可能也會有所幫助。我們在第9章中討論了如何製作一個播放清單來協助應對行為問題；你可以使用同樣的方法來製作一個舒緩、放鬆的播放清單，用於晚上助眠。當準備上床睡覺時，保持臥室的溫度涼爽舒適，不要太熱或太冷。

睡眠障礙可能是由於疾病引起

除了已經提到的問題外，睡眠也可能因許多疾病以及藥物副作用而受到干擾。如果你已經嘗試了我們建議的措施，而親人仍然睡眠品質不佳、睡眠過多或過度疲倦，你應該與他們的主治醫生談談，因為一些睡眠障礙如果不治療可能會非常嚴重。接下來，我們將討論一些常見的睡眠障礙。

治療睡眠呼吸中止症

如果你的親人打鼾很大聲，或者在夜間醒來時喘不過氣，他們可能患有阻塞型睡眠呼吸中止症候群。請與醫生討論這些症狀。醫生可能會建議進行睡眠檢查以診斷這種疾病。標準治療方法是使用「持續性正壓呼吸器」（CPAP）機器，在睡眠期間有助於恢復大腦的足夠氧氣供應。還有一些類似CPAP的儀器（如雙相氣道正壓呼吸輔助機，簡稱BiPAP）和口腔裝置可幫助保持呼吸道暢通，對部分人有效。

如果你的親人在睡覺時只有在仰臥睡姿時打鼾或喘不過氣，你也可以試試「凹凸T恤法」。拿兩件他們的舊T恤，將一件放在另一件裡面，然後在三邊縫合於衣服的背面。在你縫製的口袋內放入六個網球，再將其密閉縫合。這個方法的主要是為了讓你的親人在睡覺時，當身體呈現仰臥就會感到不舒服，他們便會重新翻到側躺或俯躺的姿勢。這個方法阻止他們睡姿呈仰臥（導致睡眠呼吸中止的姿勢）。

妮娜和馬丁的故事

馬丁睜開眼睛，他心想著：「我剛夢到和妮娜一起跳舞的美好夢境。」他正思考著時，「哎唷！」他大聲叫了一聲，因為妮娜在睡著的狀態下踢了他小腿一下。他稍微往後退了一點，觀察著她。他心想：「看來你也在夢中跳著舞。」之後他便又入眠了。

再過一陣子之後，碰咚聲！馬丁睜開眼，看到妮娜躺在地板上，他嚇得從床上跳起來。「哦不。」他說，在檢查妮娜是否有痛處時，用手撫摸著她，安撫著她。

她看起來沒事。他扶她回到床上，幾分鐘內她就再次入睡了。當馬丁重新躺下時，他想：「醫生警告過我，身體隨著夢境有所動作的人可能會從床上摔下來。現在，我該怎麼辦呢？」第二天，馬丁找到了當孫子、孫女小時候用過的巧拼地墊，便將它們拿到了臥室。他把床頭櫃和梳妝台移開後，將這些巧拼

鋪在床的周圍。

　　馬丁心想：「這樣就行了！」問題解決了！

<hr />

睡眠障礙可能導致異常的行為

　　你的親人在睡覺或入睡時會有過多的動作嗎？有三種常見的睡眠障礙會導致失智症患者出現異常的動作：不寧腿症候群、週期性腿部抽動症和快速動眼期睡眠行為失調症。如果這些情況輕微，且沒有干擾你或你親人的睡眠，也許就不需要治療。但是，每種情況都有相應的治療方法，所以如果你懷疑親人在睡眠時出現異常動作，且這對你或他們已造成困擾，請務必和醫生討論一下。請參考步驟三以尋找一種可以試用的非處方藥物。

　　不寧腿症候群患者的腳或腿部會常感到不舒服，出現如爬行、蠕動、牽拉、悶痛、癢或麻刺的感覺。這些感覺通常會在夜間發生於患者處於清醒狀態但正處於入睡過程中。它們也可能在其他時間躺下或坐下之後開始出現。活動一下腿部也許可以暫時緩解不適感。

　　週期性腿部抽動症會發生在人們入睡時。通常會出現腿部的重複運動，例如大腳趾、踝關節、膝蓋和髖部的彎曲。有時也會連動影響到手臂。這些運動通常在輕度、無夢的睡眠期間，每隔5秒到90秒會出現一次。也可能會因藥物而更加劇，包括一些抗憂鬱藥物、抗組織胺藥物和抗精神病藥物（請參考步驟三）。因為這些症狀會發生在睡眠期間，通常是床伴會提及這個問題。患者自己可能會因此睡眠被中斷，進而導致白天嗜睡和疲勞。

　　最後，最有趣的睡眠障礙之一是當人們在睡覺時表現出夢境的行為。通常只有我們的眼睛會在做夢時擺動——因此，夢境睡眠通常稱為快速動

眼運動或REM睡眠。在快速動眼期睡眠行為失調症患者的整個身體會隨著夢境而有所擺動。夢到自己在游泳的人可能會在床上開始做自由泳動作。如果他們夢到在打架，可能會踢、打、摔角或試圖掐住床伴的脖子。他們可能也會邊作夢邊下床（雙眼閉著），因而絆倒某物，摔倒到地板上，造成嚴重的受傷。因此，將床頭櫃和梳妝台等堅硬物件移開就很重要了。你也可以鋪上巧拼以防他們從床上摔落。在床周圍也可以使用舊的沙發墊或枕頭，不過有些人可能會因為這些墊子而被絆倒，因此鋪巧拼可能會更安全。這種睡眠障礙在具有路易氏體失智症（第3章）中非常常見，但在其他形式的失智症中也可能會出現。

　　有時候，即使在藥物的幫助下，他們的這些動作也可能會變得非常嚴重或頻繁，以致於你無法好好睡覺。在這種情況下，如果你的臥室或家裡有足夠的空間，睡在另一張床上也是可行的。如果你一直感到疲憊，很難成為一個好的照顧者！

總結
儘管睡眠問題在失智症中很常見，但大多數這些問題都可以在不使用藥物的情況下加以改善。首先請落實睡眠記錄。努力改善你的親人的睡眠習慣，調整他們的日常生活方式以改善睡眠。留意睡眠呼吸中止和異常的睡眠動作，如果你懷疑有這些問題存在，讓他們的主治醫生知道。

讓我們看看一些例子來說明在本章學到的知識

Q 我父親每天晚上都難以入睡。我認為他只是需要一顆安眠藥。我真的需要費心寫那些睡眠記錄嗎？

A 是的！大多數的睡眠問題都可以在不使用藥物的情況下處理，而睡眠記錄是一個好的開始。此外，大多數的安眠藥會讓你的愛人感到意識混亂，實際上可能會在第二天加重焦慮的情緒。

Q 我的妻子晚上10點就上床睡覺，然後從凌晨2點到4點再次醒來，然後一直睡到早上8點。我該怎麼阻止她在深夜起床？

A 問題可能是她每天總共會睡10個小時，而她只需要8個小時。試著讓她與你的睡眠時間保持一致。如果你每晚從晚上11點睡到上午7點，就讓她每天晚上保持清醒到晚上11點，並在早上7點叫醒她。可能會有幾個艱難的夜晚和一些白天的疲勞感，但如果堅持下去，她應該能夠適應，不會在半夜醒來那麼長時間。注意，午睡是可以的，但時間應該要短，並且需要算進她每天的8個小時總睡眠時間中。

Q 我丈夫的打鼾聲太大聲了，經常把我吵醒。他白天感到疲憊和易怒。我該怎麼辦？

A 首先告訴他的醫生。醫生可能會建議進行睡眠研究，以確定他是否患有睡眠呼吸中止症。當你在等待他進行睡眠研究時，試試看如果你將他轉身到側躺或伏臥睡眠，他的打鼾聲是否會停止。如果是的話，你可以試試先前在本章中描述的「凹凸T恤法」。好消息是，大多數睡眠呼吸暫停症患者都能得到有效治療，你的丈夫有很有可能因此在晚上會睡得更好，白天也比較不會疲憊和易怒。

第11章

如何應對身體機能上的問題

在本章中，我們將了解大腦如何協調多個身體功能，包括行走、控制大小便、運動，甚至包括咀嚼和吞嚥。我們將討論為什麼這些和其他身體功能可能會因為失智症而受損，導致跌倒、失禁、顫抖、噎食等問題。重要的是，我們還將討論一些你可以採取的措施來幫助處理這些問題，改善你的親人的日常功能。

改善行走並減少跌倒

有許多原因使失智症患者容易發生跌倒。他們可能有中風或帕金森氏症的症狀；他們可能忘記使用拐杖、助行器或其他輔助設備；他們可能視力不佳；他們可能是判斷能力不佳，導致他們在不應該的時候伸手去拿高架上的物品。穿著不合適的鞋子，走在滑溜的地面上，或在昏暗的環境中活動。他們可能因為服用藥物以控制異常的行為，反而產生站不穩的副作用（參見步驟三）；他們可能因為藥物或後面章節中討論的其他原因而感到昏昏欲睡。最後，他們可能會有尿急的情況，導致他們行動過快，試圖避免便溺。以下是一些具體的方向，根據你的實際情況考慮嘗試看看以幫助減少患者跌倒的狀況：

- 調整可能導致昏昏欲睡的睡眠紊亂，參考第10章討論。
- 與親人的主治醫生討論他們正在服用的藥物是否可能導致疲倦或

行走和平衡上的不穩。我們將在步驟三詳細討論藥物副作用。

- 如果可以的話，試著先以不服藥的情況下，治療患者的暈眩、眩暈和內耳疾病。詢問主治醫生，他們是否可能患有良性陣發性姿勢性眩暈（benign positional vertigo），這種情況可以針對特定的頭部和身體位置來治療。

- 與物理治療師合作，看看拐杖、助行器、輪椅或其他輔助設備是否有幫助。當他們外出時，提醒他們記得攜帶拐杖或助行器。

- 有些非常輕微的失智症患者可以透過練習瑜伽和太極改善他們的平衡能力，減少跌倒。

- 在物理治療師的監督下進行力量訓練，以改善因體力虛弱導致的身體衰弱。

- 向他們的醫生或物理治療師諮詢有關治療個別肌肉無力的方法，無論是中風、神經病變還是其他原因。有時可以使用支架來補償特定的無力症狀，例如足下垂。

- 諮詢物理治療師，了解如何幫助緩解神經病變的其他症狀，例如難以感受到腳在地板上的感覺以及不知道腳的位置。行走時觀察自己的腳可能會有所幫助。

- 確保影響他們行走的疾病問題已得到治療，例如帕金森氏症、低血壓、心臟病、髖部和膝蓋問題以及關節炎。我們將在步驟三討論可能改善行走的藥物。

- 治療影響視力的眼疾，並根據第7章的描述增加樓梯上的視覺提示。透過更換更明亮的燈泡（例如，日光燈）並依需求增加燈具和燈罩來改善照明。確保樓梯照明良好。在浴室和走廊使用夜燈。

- 提醒他們何時何地不宜行走，例如因水、冰、泥濘或不平坦的地面。避免高度拋光的地板，可能會滑或造成眩光，使視覺受干擾。

- 確保他們穿著合適的鞋子。

- 清除地板上的雜物。

- 將所需物品從高架移至易於取得的低架上。

- 避免他們拿提重物或笨重物品。

- 將鬆動的地毯和地毯用膠帶固定、釘牢或移除。如果他們有任何行走困難，你可能還需要移除厚地毯和地墊，因為這可能會使他們行走不便。

- 確保所有樓梯都有良好的欄杆，並幫助他們小心地下樓梯，避免有不平坦的樓梯。

- 為所愛之人提供使用洗手間的機會，並經常提示他們這樣做，以避免需要急忙去廁所。

- 在浴缸、淋浴間內外以及馬桶附近安裝扶手。

- 在可能被弄濕的表面上放置防滑墊或地毯。

失禁在癡呆症中很常見

失禁在老年人中很常見，而失智症患者更為常見。幾種不同的失禁類型，以及失智症導致或惡化失禁問題的不同原因，我們即將會談的。

- **壓力性尿失禁**（Stress incontinence）會發生在你的親人咳嗽、打噴嚏或笑時出現尿液滲漏。壓力性失禁在老年婦女中更為常見，是由於膀胱肌肉的減弱或損傷而導致尿液滲漏。

- **滿溢性尿失禁**（Overflow incontinence）發生在膀胱未完全排空時。這在有腫大攝護腺的男性中很常見，雖然女性也可能發生。膀胱肌肉被延展拉伸，可能會滲漏或痙攣。

- **急迫性尿失禁**（Urge incontinence，也稱為膀胱過度活躍症）是指當他們突然強烈地感到尿意，需要趕快上廁所，但卻無法及時如願。有時個人會有較輕微的問題，導致尿急或頻繁去廁所，但沒有實際的失禁。

- 有些人則會有這些不同類型的失禁混合發生。

透過定時排便表減少白天的失禁問題

　　大多數失智症患者在排尿過程中有滿溢性尿失禁或急迫性尿失禁（膀胱過度活躍症），他們通常可以保持一定時間（通常是1到2小時）的尿和大便的控制。基於這一點，確保他們每隔1到2小時試著排尿和排便，大多數人的尿失禁問題可以減少甚至消除。但由於你的親人患有失智症，他們並沒有意識到自己需要這麼頻繁地上廁所。你需要提醒他們去使用洗手間，有時甚至要堅持讓他們去。說服他們在任何乘車前和到達目的地時都去一趟洗手間。如果你發現他們在1小時又15分鐘後仍有失禁問題，就要確保他們每小時上一次廁所。如果他們因為天氣炎熱而喝更多水，可能需要每30到60分鐘上一次廁所。如果你發現這種方法可以控制排尿但無法控制排便失禁，你可能需要在他們上廁所時陪在廁所裡，提醒他們每次排尿時也要試著排便。

減少夜間失禁

夜間的失禁也許是特殊問題。在睡眠期間，對於上廁所的需求意識降低。在夜間每隔幾個小時起床按時上廁所會干擾睡眠，即使當人感覺到尿意時，直到完全醒來、起床並移動到廁所也可能需要很長時間。

夜間失禁的主要情況有兩種。**第一種是有些人會在接近睡前喝水或吃水果（含有大量液體）**。這種習慣會使膀胱填滿液體，使他們在半夜需要排尿。最好在睡前兩小時開始只喝少量的水（雖然喝足夠的水以吞嚥下所有藥物也很重要）。

第二種情況是有些人在白天坐著或站立時腿部會積水。在晚上，當他們躺下時，腿部的積水會返回到身體的其他部位，導致膀胱充滿液體，通常會導致大量的失禁，甚至需要更換整張床單。你可能聽說過水腫這個術語，意指腿部的液體積聚。這種情況在帕金森氏症、路易氏體失智症、心臟病和類似疾病的患者中也很常見。

解決這個問題的方法之一（尤其是對於患有帕金森氏症和路易氏體失智症的人）是試著增加白天的活動量。每次人們移動他們的腿時，腿部肌肉的收縮會將血液從腿部推送到身體的其他部位。由於帕金森氏症和路易氏體失智症患者腿部運動量低於正常水平，定時活動的作息表可以讓他們的腿部肌肉運動起來，防止液體在他們的腿部積聚。

另一個好方法是在你的親人還清醒時，給予足夠的時間讓腿部積水返回身體。晚餐後並在睡前至少一小時（最好在睡前2小時），讓他們躺在沙發上，讓腳抬高於心臟。這個姿勢通常會讓他們把腳擱在沙發的扶手上，或是用幾個堅固的沙發墊支撐起來。當積水從腿部移至身體的其他部位時，他們可能需要多上幾次廁所——也許每30分鐘一次——在睡前排出多餘的水分。

妮娜和馬丁的故事

在「失禁記錄」中記錄了妮娜一週的失禁情況後，馬丁發現她有時會在2小時後產生尿意。憑藉這一了解，他制定了一個新的日程表，包括每半小時讓她上一次廁所。

一週後，馬丁打算與妮娜一起去美術館。他在美術館網站上查找所需的資訊：在一樓有無障礙廁所，就在遊客中心旁邊。

好，他想。那將是我們的第一站！

提前計畫管理戶外的失禁問題

在戶外應對失禁問題通常會更加困難。當你到達目的地時可能不知道廁所在哪裡以及距離有多遠。你的位置附近可能有或者可能沒有親子廁所、照護廁所（讓看護者也能一起進入的廁所）、單人廁所或殘障廁所。在戶外應對失禁問題的關鍵在於提前計畫。確保你的親人在外出之前使用廁所。提前致電或使用網路查找目的地的廁所位置，確保他們一到達就去上廁所。隨身攜帶一個「以防萬一包」，裡面包括一套換洗的褲子、內褲、襪子、一次性濕巾、一次性手套，和用於放置髒衣物的塑料袋。如果他們使用失禁內褲或尿布，隨身攜帶幾個備用品。

拉起式失禁內褲與尿布

關於失禁內褲，有「拉起式內褲」和尿布兩種，各有其優缺點。內褲款式可能讓你的愛人感覺更正常，他們可能能夠像穿其他衣服一樣自己穿上。與普通內褲一樣，他們可以站著穿，或者如果您的愛人平衡感不好，也可以坐在床邊或馬桶上穿。但是，通常最好還是隨身攜帶一些尿布款式的內褲，這樣如果他們意外失禁，而內褲被弄髒但其他衣物沒有，你可以

把拉起式失禁內褲取下，幫他清理乾淨，然後穿上尿布，而不需要脫掉他們的褲子、襪子和鞋子——在小空間裡有時可能行動會很困難且髒亂。

骨盆底肌運動可能有益於輕度失智症的人

如果你的親人患有輕度失智症並且不介意每天進行幾次收縮肌肉的運動，他們可能會從凱格爾運動（Kegelex ercises）中受益。這些運動可以增強骨盆底肌肉，有助於控制膀胱和腸道的失禁。它對減輕壓力性尿失禁特別有效。雖然並不是所有人都能學會如何做這些運動，但它們確實能在幾週到幾個月內減少患者的失禁，因此值得一試。請諮詢他們的醫生或在網上搜尋「凱格爾運動」來了解如何進行這些運動。如果他們能夠做到，請提醒他們記得每天練習三次。

維持膀胱健康的注意事項

限制酒精和咖啡因攝取量、戒煙、每天飲用6至8杯水、透過規律運動和食用高纖維食物來避免便秘、保持健康的體重、經常上廁所——至少每3至4小時一次、排尿時放鬆並完全排空膀胱、女性在排尿或排便後應從前向後擦拭乾淨、性行為後要排尿、穿棉質內褲和寬鬆的衣服。

🧩 改善進食和飲水

增加食物的調味和辛辣味

嗅覺是阿茲海默症和路易氏體失智症兩種常見的失智症狀中先會被受影響的感官之一。當嗅覺受到失智症影響時，食物會變得不那麼吸引人，因為我們品嚐味道時大多得仰賴嗅覺；舌頭只能感覺到甜、鹹、酸、苦和辛辣味。失去嗅覺是為何失智症患者可能會失去食慾和體重的原因之一。

嗅覺衰弱還與個人衛生不良有關，因為尿液、排泄物和體臭等不愉快的氣味（通常是提示一個人該洗澡或更換衣服）卻未被察覺。

幸運的是，有一些方法可以彌補這種失去嗅覺的情況。首先，嘗試增加食物的調味量。食譜指出需要加入1湯匙橙皮屑時，不妨試試加2、3或4湯匙。另一道菜需要1茶匙肉桂粉？試試加倍或翻倍的量。

第二個嘗試的方法是增加食物的辛辣程度。因為辛辣香料的「辣味」不屬於我們的嗅覺，你的親人還是能夠完全吃得到咖哩粉、辣椒粉和塔巴斯科醬的辛辣味。除了調料烹飪，你還可以觀察看看他們是否現在喜歡更具刺激性的、香辣的食物，比如泰國或印度的咖哩，即使他們過去從未喜歡過這些食物。

使用沉重的餐具和杯子可以減緩顫抖症狀

顫抖症狀可能使喝水或喝湯等簡單活動變得困難甚至做不到。儘管可以嘗試藥物治療，如步驟三所討論，但患者很少能就此完全消除顫抖。由於有顫抖的患者使用輕物（如發泡膠杯）時比使用重物（如厚陶瓷杯）更加困難，我們建議有顫抖症狀的人在進食時使用較重的杯子、玻璃杯和餐具。這些沉重的物品通常能夠減緩顫抖的影響，使進食和飲水更加容易。要取得這些沉重的杯子和玻璃杯通常不是什麼難事。

要取得這種沉重的餐具，可在網路上搜尋「防手抖餐具」。你會看到有許多不同款式的餐具可供選擇，包括外觀與普通餐具相同的款式，還有一些純粹實用的款式。

妮娜和馬丁的故事

馬丁將香腸移到鐵板上，然後倒入鬆餅餅糊。當鬆餅正在烹煮時，他將兩

根香腸搗碎。5分鐘後，他端上桌子的香腸和鬆餅，和妮娜坐在一起。「現在，你一次吃一個鬆餅。有我在身邊，你不會噎住。這裡還有一些香腸給你。」他說道。馬丁細心觀察著妮娜毫無困難地咀嚼和吞嚥著小塊鬆餅和香腸。他微笑著再給了她第二份。接著，她舉起一個裝滿咖啡的重型杯子，當她把杯子送到嘴邊時，它只稍微搖晃了一下。

減少噎食

許多中度至重度失智症患者在進食和飲水方面都會遇到困難。首先要確保你的親人得到適當的牙齒護理，包括必要時使用假牙。假牙有時會經常遺失，也建議透過一些方法來預防遺失。

吞嚥困難有時會出現在進食固體食物、液體或兩者皆有時。確保食物被切成適當大小的塊狀；如果需要，幫他們切好食物。如果他們不能使用餐具，可以考慮提供一些通常會直接用手食用的「手指食物」。無論哪種情況，都要確保他們一次只放少量食物到口中。鼓勵他們在吞嚥前充分咀嚼食物。如果他們無法好好咀嚼，可能需要將食物切成比平常更小的塊狀或打成泥狀。如果他們在吞嚥低稠度液體（如水）時噎住，可以添加增稠劑來使吞嚥更容易。如果採取了這些措施之後他們仍然會噎住，請他們的醫生進行吞嚥檢查，通常包括「吞嚥攝影檢查」（在進食和飲水時進行X光檢查）、與言語病理學家的會診，或兩者並行。諮詢營養師也可以幫助你思考如何在他們進食困難的狀態下仍可以吃健康的食物。

隨著失智症的進展，大多數人最終需要被餵食。儘管這件事聽起來可能不怎麼吸引人，但許多家庭發現，餵食照顧親人可以是一種溫柔、親密的體驗，他們不介意，甚至可能享受其中。

妮娜和馬丁的故事

「差不多了，親愛的。衣服穿反了。我知道上面有顆鈕扣，但那應該在後面。」馬丁邊說邊幫妮娜脫下衣服。

「好的，現在我們來試試看。」他說，將襯衫平鋪在床上，面朝下。

妮娜摸著鈕扣，拿起襯衫，開始再次穿反。

「這樣，讓我來幫忙。」他說著，將襯衫翻轉過來。

這一整天，馬丁想著那顆鈕扣似乎讓妮娜感到困惑。當他那天晚上入睡時，他想到了一個主意。第二天早上，他找到了一件沒有鈕扣或鈎環的簡單連衣裙。他把它放在床上，面朝下。

妮娜開始拿起那條連衣裙。

「不，親愛的。在這裡打開它，把手伸過去。」

妮娜按照指示正確地穿上了連衣裙。

接下來的一週，馬丁把簡單好穿的連衣裙放在床上，幫妮娜穿上它們。

週日，當馬丁剛剛放好她的連衣裙時，電話響了。他走到走廊，進行了一次簡短的交談。

當他走回臥室時，妮娜站在那裡，笑容滿面。

「哇，你穿著這美麗的連衣裙真漂亮，而且是自己穿的！」他說著，親了她一下。

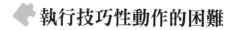

🧩 執行技巧性動作的困難

不論是早期還是後期，大多數失智症患者在某個時候都會出現執行技巧性動作的困難。這樣的困難可能首先在一些複雜的活動中變得明顯，比如做木工或烹飪，然後可能延伸到基本日常活動上，如扣扣子、穿衣服、切食物和刷牙等。當這些問題出現時，有兩種一般性的處理方式：降低任務的難度和練習恢復失去的技能。

　　大多數時候，降低任務或活動的難度是最好的方式。許多不能再獨立挑選和穿衣的人，如果他們的衣服被仔細地依序平鋪在床上，就可以自己穿衣了。那些無法自己做三明治或泡咖啡的人，也許還是做得到拿盤子上留下的三明治，並從保溫瓶為自己倒一杯咖啡。如果繫鞋帶變得困難，可以嘗試穿著懶人鞋或附有魔鬼氈的鞋子。

　　偶然失去的某種技能也可以恢復。例如，想像一下你的親人一直以來都喜歡玩牌，即使他們已經不能再玩了，他們還是可以愉快地花幾個小時洗洗牌或發牌。如果他們因為治療而住院，並在康復中心待了一段時間，可能就沒有機會使用牌，也許就會忘記怎麼洗牌和發牌。如果你看到他們回家後努力嘗試這些事情，可以幫助他們重新學習如何洗牌和發牌。首先，手把手地引導他們，展示如何用他們的手指和雙手進行這些活動。如果每天都和他們練習，這些老技能可能會再次恢復以往。

　　即使他們沒有恢復，你也可以為此感到高興，因為你已經盡了最大的努力，並花了時間和親人一起做活動。類似的方法也可以用於幫助重新學習日常生活技能。記住要有耐心，他們可能需要幾個星期或幾個月才能成功，也請記住，即使未能成功，嘗試看看也沒有害處。如果他們無法重新學習某種技能，不要責怪他們或自己——這都歸咎於失智症，然後繼續過日子吧。

妮娜和馬丁的故事

　　「親愛的，不要抓癢。」馬丁輕輕地把手放在妮娜的手上，把她的手從手臂上移開。他可以看到新鮮血液從已結痂的地方滲出。

　　一分鐘後，她又開始抓癢了。

　　「我們來牽手吧。」他說著，試著微笑，一把握住了她的手。

　　妮娜的目光從手臂上抬起，他們的目光相會。她對著馬丁微笑，馬丁也感覺到自己的眼角皺紋因為真誠的笑容而浮現在臉上。

　　他想，這是阻止妮娜抓癢的一種方法，但我不能一直牽著她的手。

　　第二天早上，馬丁翻遍妮娜的衣櫃，直到找到他想要的衣服。他在床上放好了這件長袖洋裝，妮娜好好地穿上了它。

　　「你看，你穿上這件洋裝，看起來多漂亮。讓我來幫你扣扣子。」他說著，幫她扣上袖子的扣子。

　　當天稍晚，馬丁看到妮娜試圖把她的袖子拉起來，但她無法解開扣子。她在洋裝的布料上抓了幾分鐘，但後來也放棄了。

　　馬丁鬆了一口氣，心想，又是一個新的一天，又是一個新的問題，又要找新的解決方案。

減少抓癢和摳挖

　　如果你的親人經常抓癢到皮膚流血，或者在皮膚癒合之前不斷撕開痂皮，首先要做的就是告訴醫生。有時候抓癢是由皮膚感染、皮疹、藥物副作用或其他疾病引起。從疾病的角度來看，老年人皮膚最常見的搔癢原因之一就是皮膚乾燥。試著使用帶有保濕功效的肥皂。如果這樣不起作用，可以使用潤膚露保持皮膚濕度。有時候長袖可以解決問題——也許是一件袖子有扣子或者緊身的襯衫，這樣他們就很難捲起袖子。最後，或許是需要藥物治療的時候（請參見步驟三）。

總結

　　儘管失智症可能會破壞許多身體功能，但你可以透過一些方法幫助你的親人和自己。找出跌倒的原因，並積極預防未來跌倒的風險。如果他們的行走受到影響，請與物理治療師合作以改善。要減少失禁問題，可以透過定時排便計畫，在睡前減少水分攝取量，外出時提前規劃。增加食物的風味和辛辣度使餐點更吸引人。使用較重的餐具和杯子減緩顫抖。透過改變固體食物和液體的稠度，並考慮進行吞嚥檢測，以改善吞嚥功能和減少噎食的風險。可能的話，減少需要熟練或複雜動作的活動中的困難。透過治療疾病和乾燥的皮膚來減少搔癢和撕摳皮膚；如有需要，將手臂覆蓋起來。

讓我們看看一些例子來說明在本章學到的知識

Q 我父親已經跌倒四次，最後一次甚至撞到了頭。我該怎麼阻止這種情況發生？

A 首先要確定跌倒的原因——也許是因為地毯經常絆倒，視力不佳，或者是伸手拿頂層的東西所導致的。如果是這樣，固定或移除鬆動的地毯，讓他接受視力檢查，增加照明和視覺提示，並將物品移到更容易拿到的地方。

Q 走路拖著腳步，手顫抖一開始只是有點尷尬，但現在他經常跌倒，喝杯咖啡都無法不撒滿整桌。

A 讓他與物理治療師合作，考慮使用助行器或其他輔助裝置。確保他穿著合適的鞋子。清理地面上的雜物。將鬆動的地毯固定或移除。使用較重的杯子減少因顫抖而潑灑。如果這些方法不夠，請與醫生討論治療帕金森氏症的方法，以改善行走能力（參見步驟三）。

Q 我害怕帶她出門，因為她每天都會有幾次失禁。

A 開始進行在家和外出的定時排便計畫。如果她上次使用廁所後2至3小時內發生失禁，讓她每90分鐘上一次廁所。提前規劃外出。確保她在你離開家之前有上過廁所。提前找到目的地可以適合她使用的廁所位置，並讓她一到就去上。

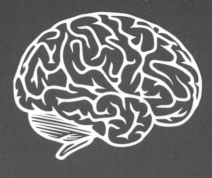

步驟三
了解藥物

　　我們在步驟一中更深入了解失智症。在步驟二，我們學會了如何應對失智症大部分的問題，而且還不需要藥物的幫助。步驟三將解釋了哪些藥物可以幫助我們進一步處理失智症的種種問題 —— 以及還有哪些藥物可能反而會加劇這些問題。我們先從檢視那些可能會惡化思考、記憶、行為或功能問題的藥物副作用開始。因為我們認為，在開始服用新藥之前，應該仔細檢視是否可以減少或停止現有的任何藥物。然後，我們再討論哪些藥物可以幫助處理失智症中的問題。

※ 藥物名稱請以英文學名、商品名為主

第**12**章

藥物選擇指南①
哪些藥物會惡化患者的思考、
行爲、記憶或身體功能

現代藥物的發展極大地改變了我們治療許多疾病的能力，甚至可以治癒許多疾病。然而，大多數藥物都會產生副作用，雖然有些副作用較輕微且可控，但有些副作用可能會對思考、記憶、行為或功能造成重大問題，而這些正是你的親人可能已經正在面臨的問題！此外，有些副作用會立即顯現，例如噁心或皮疹，而其他副作用則更難以被辨識出來。要怎麼辨別患者的意識混亂是否為藥物副作用或是失智症本身引起？首先，您需要知道哪些藥物可能引起混亂。在本章中，我們將討論如何檢測可能的副作用，同時回顧可能影響思考、記憶、行為、睡眠、行走等等的常見藥物種類。

🧩 藥物的副作用

不同的藥物對不同的人會有不同的副作用。如果你懷疑你的親人對藥物產生了不良反應，請立即諮詢他們的醫生。同時要注意，副作用未必完全是新藥物本身的錯，可能是新藥物與其他藥物相斥所致。最重要的是，絕不可以在未經醫生、護理師、藥劑師或其他醫療專業人員諮詢的情況下

減少或停用藥物。某些藥物如果突然停止使用，可能會引起癲癇等許多併發症。如果對藥物有疑問，首先與患者的主治醫生或初級照護提供者討論患者的所有藥物。這一次，你可能會發現有幾種藥物因為會產生副作用或沒有效果，而得以減少或停用。如果因為某些原因你還是有些疑慮，那麼與老年病學醫師諮詢會很有幫助。老年病學醫師特別關注任何可能干擾老年人思考、記憶和身體功能的藥物及其藥物組合。大多數專門從事失智症或記憶障礙（通常被稱為認知行為神經學家）的神經學家、許多專門處理與老年人神經疾病相關的老年精神病學家或精神科醫師也可以幫你再次確認患者的用藥。根據其培訓和經驗，有些護理師、藥劑師和其他醫療專業人員也可以抽出時間與你一起討論這些藥物。最後，請注意，即使某種藥物干擾了患者的記憶狀態，也可能對他們的整體健康仍有至關重要的正面影響，所以繼續服用該藥物或許還是必要的。

傑克和莎拉的故事

「爸爸，發生了什麼事？」莎拉在急診室抵達後問道。

「我不知道！我當時正在開車，接著我車子撞上了電線桿，我就被送上救護車了。警察說我睡著了。我想是那車子也被我毀了……。」

「我不在乎車子！你還好嗎？」

「我想應該還好。」

醫生走過來對他們說：「我們檢查了他的藥物。除了控制血壓、膽固醇和記憶的藥物外，他告訴我們他白天服用過敏藥丸，晚上則服用安眠藥。這兩種藥物會使他感到昏昏欲睡和意識混亂。它們也可能導致或加劇記憶障礙。最近你有觀察到這些症狀嗎？」

莎拉點了點頭說：「有。」

「但這些是非處方的！」傑克驚呼道。「它們不會對你有害的吧？」

「事實上，這些非處方藥物可能造成的問題和處方藥物一樣多，特別是對

你這個年紀的人。」醫生開口了。

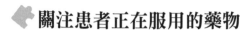

關注患者正在服用的藥物

作為你親人的主要照顧者，請確保你了解他們正在服用的所有藥物，包括處方藥、非處方藥、草本藥物，還有任何維生素和補充營養品。不是說草本藥物和非處方藥物不需要處方籤就代表它們安全無虞。請確保你知悉每種處方藥物的通用名稱，以便了解其有效成分，因為藥物的品牌名稱（本章所示的清單中會用括號括起來）可能隨著時間而改變。你可以從他們的主治醫生、藥局或醫療機構那裡獲得包含部分或全部相關用藥資訊的清單。如果沒有，自己製作一份表格也很容易。製作一個表格，包括以下標題，並將所有他們的藥物都寫上去：

- ◆ 藥品名稱
- ◆ 用途
- ◆ 開立處方的醫生
- ◆ 劑量
- ◆ 服用時間
- ◆ 開始日期
- ◆ 停止日期

持續更新清單，並標註每種藥物的開始服用和停用日期，你將可以輕鬆地將這些藥物與你在行為記錄（第4章）中正在追蹤的任何症狀連結起來。例如，假設你在行為記錄中觀察早餐後一直出現意識混亂。如果停用某種特定藥物後，意識混亂的現象消失了，那麼你就有一些證據可指出該

藥物就是問題的來源。保險起見，你可以與醫生討論重新再服用該藥物，看看意識混亂的現象還會不會再次出現。如果該藥物在治療患者的其他健康問題方面效果良好，這種「試藥」可能就很重要了。

🧩 停藥與降低劑量的區別

　　當你和患者的主治醫生確定某種藥物可能會影響患者的思考、記憶、行為或功能時，有兩種方法可能有益。一種是與醫生合作讓患者完全停用該藥物。也許患者可以不服用，或者替換為副作用更少的其他藥物。另一種方法是直接減少劑量，許多藥物的副作用可以透過減少劑量而大幅減輕，所以這可能是根據實際情況所能使用的正確方法。請與患者的主治醫生討論這兩種選擇。

💊 抗膽鹼藥物

　　乙醯膽鹼（Acetylcholine）是一種重要的神經傳遞物質，它使大腦的不同部位彼此能夠溝通無礙。抗膽鹼藥物會干擾這種重要的腦部化學物質的活動，通常會導致嗜睡和意識混亂（最常見的副作用），以及口乾、便秘、排尿猶豫（urinary hesitation）或尿滯留（urinary retention）、性功能障礙和視覺障礙。這些藥物還可能導致站立時低血壓（通常稱為姿態性低血壓），這可能會引起頭暈、跌倒和骨折。

💊 抗憂鬱藥

　　我們首先要明確指出的是，目前大多數開處方的抗憂鬱藥通常對你的親人來說是安全的，副作用也相對較少。請參見第13章中所提的一些基本上無害的抗憂鬱藥物。那些會引起問題的抗憂鬱藥物指的是具有明顯抗膽

鹼副作用的藥物，例如：

- 阿米替林（學名：Amitriptyline；商品名：Elavil, Endep）
- 安莫散平（學名：Amoxapine；商品名：Asendin）
- 氯米帕明（學名：Clomipramine；商品名：Anafranil）
- 地西帕明（學名：Desipramine；商品名：Norpramin, Pertofrane）
- 杜使平（學名：Doxepin；商品名：Adapin, Sinequan）
- 丙咪嗪（學名：Imipramine；商品名：Tofranil）
- 米氮平（學名：Mirtazapine；商品名：Remeron）
- 去甲替林（學名：Nortriptyline；商品名：Pamelor, Aventyl）
- 帕羅西汀（學名：Paroxetine；商品名：Paxil）
- 普羅替林（學名：Protriptyline；商品名：Vivactil）
- 曲唑酮（學名：Trazodone；商品名：Desyrel）
- 曲米帕明（學名：Trimipramine；商品名：Surmontil）

抗組織胺藥物

　　並非所有的過敏藥物、感冒藥物、夜間止痛劑和非處方睡眠藥物都會導致記憶障礙、嗜睡和意識混亂，但其中有些藥物確實會導致上述這些副作用。那些會導致嗜睡的藥物中包含較過時的抗組織胺藥物，它們除了用於過敏的用途之外，通常還會作為安眠藥在市場上銷售！抗組織胺藥物是非常有用的藥物，可以減少過敏反應，包括季節性過敏，但是可想而知，如果這些藥物會使健康的年輕人感到嗜睡，那麼它們也極有可能會導致失智症患者嗜睡和意識混亂。其他副作用可能包括記憶障礙、口乾、尿滯留、視覺模糊、便秘和焦慮。事實上，即使在晚上服用，這些副作用通常會持續到第二天。

如何知道你的親人的過敏藥物、感冒藥物、夜間止痛劑或安眠藥是否含有這些較過時的抗組織胺藥物呢？你只需查看包裝標籤上的活性成分表。會導致記憶障礙、嗜睡和意識混亂的抗組織胺藥物包括：

- 溴苯那敏（學名：Brompheniramine；商品名：Lodrane）

- 氯苯那敏（學名：Chlorpheniramine；商品名：Chlor- Trimeton等）

- 苯海拉明（學名：Diphenhydramine；商品名：Benadryl等）

- 多西拉敏（學名：Doxylamine；商品名：Unisom等）

- 羥嗪（學名：Hydroxyzine；商品名：Vistaril等）

如果他們需要服用抗組織胺藥物，我們會怎麼建議呢？如果他們有過敏，我們建議使用鼻噴劑，例如氟替卡松（fluticasone）或第二代的抗組胺藥物，如飛敏耐膜衣錠（學名：Fexofendine；商品名：Allegra）、氯雷他錠（學名：loratadine；商品名：Claritin）和地氯雷他錠（學名：desloratadine；商品名：Clarinex）。對於感冒和流感症狀，建議與他們的初級照護提供者討論，以了解哪些非處方藥可以幫助緩解症狀。對於夜間止痛藥，我們建議使用「純（plain）」的乙醯胺酚，不添加任何其他成分。至於安眠藥和藥水呢？請參閱本章後面的相關主題討論。

抗精神病藥物

抗精神病藥物是為治療患有思覺失調症或躁狂症（mania）的年輕成年人而開發的藥物。當它們正常工作時，患有這些疾病的人通常會減輕他們的幻覺、妄想和焦慮。由於輕至中度失智症患者可能也會出現幻覺、妄想和焦慮，因此這些藥物通常也會用於這些人身上——儘管缺乏美國食品藥物管理局（FDA）的使用批准。這些藥物在老年人中所產生的副作用包括思考和記憶的弱化受損、鎮靜作用、帕金森氏症、僵硬和顫抖、肌張力不

全症（出現異常運動或姿勢）、跌倒（可能導致骨折和頭部損傷）、高血糖、體重增加；癲癇、心臟病和中風以及死亡風險皆會增加。

抗精神病藥物通常分為較舊的典型抗精神病藥物和較新的非典型抗精神病藥物。由於副作用較多而建議老年人避免使用的典型抗精神病藥物包括：

- 氯丙嗪（學名：Chlorpromazine；商品名：Thorazine）

- 氟奮乃靜（學名：Fluphenazine；商品名：Prolixin）

- 氟哌啶醇（學名：Haloperidol；商品名：Haldol）

- 洛沙平（學名：Loxapine；商品名：Adasuve）

- 奎那嗪（學名：Mesoridazine；商品名：Serentil）

- 嗎啉酮（學名：Molindone；商品名：Moban）

- 奮乃靜（學名：Perphenazine；商品名：Trilafon）

- 鹽酸硫代利噠（學名：Thioridazine；商品名：Mellaril）

- 噻噻吩（學名：Thiothixene；商品名：Navane）

- 三氟拉嗪（學名：Trifluoperazine；商品名：Stelazine）

非典型抗精神病藥物的低劑量可能在短時間內用於患有認知障礙的人，並且應該由經驗豐富的臨床醫生極度謹慎地處方，所有相關方都要充分了解本節第一段中列出的任何或所有副作用可能發生。我們在第13章中討論了非典型抗精神病藥物的正確使用。在這裡，我們希望強調這些藥物非常嚴重的副作用。以下是一些常被開立的非典型抗精神病藥物：

- 阿立哌唑（學名：Aripiprazole；商品名：Abilify）

- 阿塞那平（學名：Asenapine；商品名：Saphris, Sycrest）

- 布雷克匹普拉索（學名：Brexpiprazole；商品名：Rexulti）

- 卡利拉嗪（學名：Cariprazine；商品名：Reagila）

- 氯氮平（學名：Clozapine；商品名：Clozaril）

- 奧氮平（學名：Olanzapine；商品名：Zyprexa）

- 伊潘立酮（學名：Iloperidone；商品名：Fanapt）

- 盧拉西酮（學名：Lurasidone；商品名：Latuda）

- 帕利哌酮（學名：Paliperidone；商品名：Invega）

- 皮馬萬辛（學名：Pimavanserin；商品名：Nuplazid）

- 喹硫平（學名：Quetiapine；商品名：Seroquel）

- 利陪酮（學名：Risperidone；商品名：Risperdal）

- 齊拉西酮（學名：Ziprasidone；商品名：Geodon）

治焦慮藥物：苯二氮平類

　　苯二氮平類（Benzodiazepines）是用於治療焦慮的一類藥物。除了引起記憶損失外，這些藥物還會引起嗜睡和意識混亂，可能導致跌倒、骨折和頭部損傷。研究發現長期使用這些藥物的人比未使用的人更有可能患上失智症。苯二氮平類藥物也非常容易成癮。有些終生患有嚴重焦慮症的人可能需要使用這些藥物。

　　否則，我們強烈建議在患有失智症的人中要完全避免使用這些藥物。如果不得不使用，我們建議盡可能小劑量且短期地使用。請注意，任何減少或停用這些藥物的行為應始終在醫生或其他照護提供者的監督下進行；如果突然停用，可能會引發癲癇發作。一些常用的苯二氮平類藥物均會引起記憶力受損、嗜睡和混亂，包括：

- 阿普唑侖（學名：Alprazolam；商品名：Xanax）

- 氯氮草（學名：Chlordiazepoxide；商品名：Librium）

- 氯巴占（學名：Clobazam；商品名：Onfi）

- 氯硝西泮（學名：Clonazepam；商品名：Klonopin）

- 氯拉酸（學名：Clorazepate；商品名：Tranxene）

- 地西泮（學名：Diazepam；商品名：Valium）

- 艾司唑侖（學名：Estazolam；商品名：Prosom）

- 氟西泮（學名：Flurazepam；商品名：Dalmane, Dalmadorm）

- 蘿拉西泮（學名：Lorazepam；商品名：Ativan）

- 硝西泮（學名：Nitrazepam；商品名：Mogadon）

- 奧沙西泮（學名：Oxazepam；商品名：Serax）

- 替馬西泮（學名：Temazepam；商品名：Restoril）

- 三唑侖（學名：Triazolam；商品名：Halcion）

眩暈症藥物

感到頭暈，特別是經歷眩暈（感覺自己或房間在旋轉）可能非常令人困擾。有時，眩暈是由內耳問題引起的，通過一系列頭部姿勢變化可能可以治癒。有時眩暈來自內耳感染，這時候可能需要在床上或沙發上休息一兩天。在這種情況下，服用一兩天的藥物可以減輕不愉快的眩暈感覺和伴隨的噁心。同樣地，如果你在船上暈船，服用一種抗眩暈藥物可以在船上幫助你。然而，眩暈的藥物不應該被連續服用好幾天。這些藥物通常是抗膽鹼藥物（參見早前關於抗膽鹼藥物的部分）、抗組織胺藥物（參見早前關於抗組織胺藥物的部分）或苯二氮平類藥物（參見早前關於焦慮藥物的部分），會導致記憶力受損、嗜睡和意識混亂。不應長期使用的眩暈藥物包括：

- 氯硝西泮（學名：Clonazepam；商品名：Klonopin）（苯二氮平類）

- 地西泮（學名：Diazepam；商品名：Valium）（苯二氮平類）

- 茶本海明（學名：Dimenhydrinate；商品名：Dramamine)（抗膽鹼藥物）

- 蘿拉西泮（學名：Lorazepam；商品名：Ativan）（苯二氮平類）

- 美克旅鎮（學名：Meclizine；商品名：Antivert, Vertin）（抗膽鹼藥物）

- 美多普胺（學名：Metoclopramide；商品名：Reglan）

- 丙嗪（學名：Promethazine；商品名：Phenadoz, Phenergan, Promethegan）
  （抗組織胺藥物）

- 東莨菪鹼（學名：Scopolamine〔又名山莨菪鹼，抗膽鹼藥物〕）

治失禁藥物：抗痙攣劑

　　失禁是失智症中最常見且令人困擾的問題之一，而且如果頻繁且持續，通常會讓家人想把親人送到長照機構。因此，我們認為失禁不僅可以被接受，而且也是至關重要的治療環節，即使我們在這裡列出的藥物可能具有抗膽鹼副作用（請參閱早前有關抗膽鹼藥物的部分）。然而，如果你的親人正在服用這些藥物，但他們的失禁情況仍然不見好轉，以致於他們需要穿吸收性衣物或經常發生失禁意外，而這些失禁藥物可能導致副作用卻沒有任何好處。在這種情況下，就應該與他們的醫生討論停用這些藥物的可能性。

　　擔憂失禁藥物是否有幫助？請與醫生討論試著停藥一段時間，觀察是否有差異。如果失禁症狀變得更嚴重，還是能隨時可以重新開始藥物治療。

　　最後，並非所有治療失禁的藥物都具有抗膽鹼作用的副作用，但以下所列出的藥物的確有此副作用。請與患者的主治醫生討論，是否有其他無抗膽鹼副作用的失禁藥物適合他們。

　　可能導致記憶力受損、嗜睡和意識混亂的抗膽鹼失禁藥物包括：

- 塔瑞非那辛（學名：Darifenacin；商品名：Enablex）

- 非索羅定（學名：Fesoterodine；商品名：Toviaz）

- 黃酮哌酯（學名：Flavoxate；商品名：Urispas）

- 奧昔布寧（學名：Oxybutynin；商品名：Ditropan）

- 索利那斯（學名：Solifenacin；商品名：Vesicare）

- 得舒妥錠（學名：Tolterodine；商品名：Detrol）

- 曲司氯胺（學名：Trospium；商品名：Sanctura）（副作用可能相對較少）

偏頭痛藥物

偏頭痛是一種特定的悶痛頭痛，伴隨噁心和光過敏（對光的厭惡），可能會使個人在數小時甚至幾天內嚴重身體不適。許多用於治療偏頭痛的新型藥物可安全使用在失智症患者身上。然而，某些偏頭痛藥物可能導致失智症患者的記憶力受損、嗜睡、意識混亂和其他副作用。如果你的親人正在使用此處列出的藥物來治療偏頭痛，請與他們的醫生討論其他替代藥物。普遍用於治療偏頭痛但可能導致記憶受損、嗜睡和意識混亂的藥物包括：

- 阿米替林（學名：Amitriptyline；商品名：Elavil, Endep），去甲替林（學名：nortriptyline ；商品名：Pamelor, Aventyl），丙咪嗪（學名：Imipramine；商品名：Tofranil），杜使平（學名：Doxepin；商品名：Adapin, Sinequan），普羅替林（學名：protriptyline；商品名：Vivactil），以及其他抗膽鹼的抗憂鬱藥物（請參閱前文有關抗憂鬱藥物的部分）

- 布他比妥-乙醯胺酚-咖啡因（學名：Butalbital– acetaminophen–caffeine；商品名：Fioricet, Vanatol LQ, VanatolS, Esgic, Capacet, 和Zebutal），布他比妥-阿司匹靈-咖啡因（學名：butalbital– aspirin–caffeine；商品名：Fiorinal），以及其他含有布他比妥成分的藥物

- 可待因-乙醯胺酚（學名：Codeine– acetaminophen；商品名：Tylenol–

Codeine #3），羥考酮-乙醯胺酚（學名：oxycodone–acetaminophen；商品名：Percocet），以及其他鴉片類藥物（請參閱本章後面的鴉片類藥物部分）

- 托吡酯（學名：Topiramate；商品名：Topamax），二丙基正戊酸半鈉鹽（divalproex sodium，丙戊酸和丙戊酸鈉 [valproic acid and sodium valproate]；商品名：Depakote），加巴噴丁（學名：gabapentin；商品名：Neurontin）以及其他抗癲癇藥物（請參閱本章後面有關抗癲癇藥物的部分）

肌肉鬆弛劑

　　肌肉痙攣可能導致疼痛和僵硬，是一種嚴重的問題。為了治療肌肉痙攣，我們總是建議從水合作用、氧化鎂和電解質開始；請向你親人的主治醫生諮詢是否適合他們。以下列出的肌肉鬆弛劑可能會導致失智症患者出現記憶受損、嗜睡和意識混亂。儘管每個月服用一次或兩次這些藥物可能不會引起什麼問題，但我們強烈建議不要每天服用這些藥物。可能導致記憶受損、嗜睡和意識混亂的肌肉鬆弛劑包括：

- 巴氯芬（學名：Baclofen；商品名：Lioresal）
- 卡立普多（學名：Carisoprodol；商品名：Soma）
- 氯唑沙酮（學名：Chlorzoxazone；商品名：Lorzone）
- 環苯扎林（學名：Cyclobenzaprine；商品名：Flexeril）
- 美他沙酮（學名：Metaxalone；商品名：Skelaxin）（可能具有相對較少的副作用）
- 美索巴莫（學名：Methocarbamol；商品名：Robaxin）（可能具有相對較少的副作用）

- 鄰甲苯海明（學名：Orphenadrine；商品名：Norflex）（請參閱本章前面有關抗膽鹼藥物的部分）
- 奧沙西泮（學名：Oxazepam；商品名：Serax）（苯二氮平類藥物；請參閱本章前面有關焦慮藥物的部分）
- 替札尼定（學名：Tizanidine；商品名：Zanaflex）

🔖 麻醉劑藥物：鴉片類藥物

疼痛的嚴重程度和持續時間不同，可能會令人煩惱、不適或嚴重影響日常生活。疼痛本身就會影響注意力、集中力和記憶力。出於這些原因，有時需要使用鴉片類止痛藥物。但它們應該只能被短期使用。研究表明，它們通常對慢性疼痛無效，因為患者會對鴉片類藥物的效果產生耐受性。此外，它們都會導致記憶受損和意識混亂，以及便秘等其他副作用。它們也具有相當的成癮性。許多這些藥物更廣為人知的是其品牌名稱，因此，如果你的親人正在服用止痛藥物，請查看其通用名稱或其活性成分，以確定其是否含有以下列出的鴉片類藥物。可能導致記憶受損、嗜睡和意識混亂的鴉片類藥物包括：

- 阿芬太尼（Alfentanil）
- 丁丙諾啡（學名：Buprenorphine；商品名：Belbuca, Probuphine, Buprenex）
- 可待因（學名：Codeine；商品名：in Tylenol– Codeine #3 以及一些止咳糖漿）
- 芬太尼（學名：Fentanyl；商品名：Actiq, Duragesic, Fentora, Abstral, Onsolis）
- 氫可酮（學名：Hydrocodone；商品名：Hysingla, Zohydro, in Vicodin, Lorcet等）

- 氫嗎啡酮（學名：Hydromorphone；商品名：Dilaudid, Exalgo）

- 左旋嗎啡（學名：Levorphanol；商品名：Levo- Dromoran）

- 配西汀（學名：Meperidine；商品名：Demerol）

- 美沙冬（學名：Methadone；商品名：Dolophine, Methadose）

- 嗎啡（學名：Morphine；商品名：MS Contin, Kadian, Morphabond）

- 鈉疼解（Nalbuphine）

- 鴉片（Opium）

- 羥考酮（學名：Oxycodone；商品名：OxyContin，Percocet中的Oxaydo，
  Roxicet中的Oxycodone）

- 羥二氫嗎啡酮（學名：Oxymorphone；商品名：Opana）

- 潘他唑斯（學名：Pentazocine；商品名：Talwin）

- 普帕西芬（學名：Propoxyphene；商品名：Darvon）

- 瑞芬坦（學名：Remifentanil；商品名：Ultiva）

- 舒吩坦尼（學名：Sufentanil；商品名：Dsuvia, Sufenta）

- 他噴他竇（學名：Tapentadol；商品名：Nucynta）

- 舒痛停（學名：Tramadol；商品名：ConZip, Ultram）

治療噁心、腸胃的藥物

　　噁心、嘔吐、腹瀉、便秘或腹痛，如果胃部或其他消化道出現問題，任何人都不會樂見於此。大多數胃腸道藥物不會對失智症患者造成問題，但不包括以下列出的藥物。有時，這些列出的藥物可能對於治療是必要的。然而，我們會建議盡可能短暫地使用這些藥物，因為它們可能具有抗膽鹼作用（請參閱本章前面有關抗膽鹼藥物的部分）、抗組織胺作用（請參閱本章前面有關抗組織胺藥物的部分）、抗精神病藥物（請參閱本章前面有關抗精神病藥物

的部分）或苯二氮平類藥物（請參閱本章前面有關焦慮藥物的部分），會導致記憶力受損、嗜睡和意識混亂。會出現上述副作用的藥物包括：

- 氯氮草（學名：Chlordiazepoxide；商品名：Librium）（苯二氮平類藥物）

- 克利溴銨（學名：Clidinium；商品名：Librax）（抗膽鹼藥物）

- 雙環胺（學名：Dicyclomine；商品名：Bentyl）（抗膽鹼藥物）

- 苯海拉明（學名：Diphenhydramine；商品名：Benadryl等）（抗組織胺）

- 格比平錠（學名：Glycopyrrolate；商品名：Cuvposa, Glycate, Robinul）（抗膽鹼藥物）

- 氟哌啶醇（學名：Haloperidol；商品名：Haldol）（抗精神病藥物）

- 莨菪鹼（學名：Hyoscyamine，也稱為托樂明；商品名：Levsin, Hyosyne,Oscimin）（抗膽鹼藥物）

- 蘿拉西泮（學名：Lorazepam；商品名：Ativan）（苯二氮平類藥物）

- 每斯克膜衣錠（學名：Methylscopolamine；商品名：Extendryl, AlleRx, Rescon, Pamine）（抗膽鹼藥物）

- 美多普胺（學名：Metoclopramide；商品名：Reglan）

- 蘋果酸丙氯陪拉辛錠（學名：Prochlorperazine；商品名：Compro）（抗精神病藥物）

- 丙斯丁林（學名：Propantheline；商品名：Pro- Banthine）（抗膽鹼藥物）

治癲癇藥物：抗癲癇藥物

抗癲癇藥物不僅用於治療癲癇，還可用於治療神經疼痛、周邊神經病變、頭痛、情緒穩定和煩躁不安。幸運的是，對於包括癲癇在內的所有情況，患者的主治醫生可以開具許多不同藥物的處方。這裡列出了最有可能導致記憶力受損、嗜睡和意識混亂的抗癲癇藥物：

- 氯巴占（學名：Clobazam；商品名：Onfi）（苯二氮平類藥物，請參閱本章前面有關焦慮藥物的部分）

- 氯硝西泮（學名：Clonazepam；商品名：Klonopin）（苯二氮平類藥物）

- 地西泮（學名：Diazepam；商品名：Valium）（苯二氮平類）

- 二丙基正戊酸半鈉鹽（學名：Divalproex sodium，丙戊酸和鈉丙戊酸納 [valproic acid and sodium valproate]；商品名：帝拔癲，Depakote）（這種藥物經常被用於行為問題和煩躁不安，儘管研究表明它對這些問題無療效，並且通常會加重情況。此外還可能導致或加重顫抖。我們建議除非患者被認為有癲癇、躁鬱症或相關疾病，否則不要將其用於治療失智症患者的行為問題和煩躁不安。）

- 加巴噴丁（Gabapentin）（低劑量[每天100至300毫克]使用此藥時，副作用也許可以忍受）

- 蘿拉西泮（學名：Lorazepam；商品名：Ativan）（苯二氮平類藥物）

- 硝西泮（學名：Nitrazepam；商品名：Mogadon）（苯二氮平類藥物）

- 苯巴比妥（Phenobarbital）

- 苯妥英（學名：Phenytoin；商品名：Dilantin）

- 普瑞巴林（學名：Pregabalin；商品名：Lyrica）

- 扑米酮（學名：Primidone；商品名：Mysoline）

- 丙戊酸鈉（學名：Sodium valproate（請參閱前面列表中的「二丙基正戊酸半鈉鹽 [divalproex sodium]」）

- 噻加比林（學名：Tiagabine；商品名：Gabitril）

- 托吡酯（學名：Topiramate；商品名：Trokendi, Qudexy, Topamax）

- 丙戊酸（Valproic acid）（請參閱前面列表中的「二丙基正戊酸半鈉鹽」）

- 氨己烯酸（學名：Vigabatrin；商品名：Sabril）

🔹 安眠藥物

失眠是失智症患者最常見的問題之一。通常這些問題的產生可能與每天試著睡超過8小時或其他可以不需藥物治療的病因有關。請參閱第10章了解如何在不用藥物協助的情況下解決睡眠問題。以下列出了用於治療失眠問題的藥物，這些藥物通常會導致記憶力受損和意識混亂，其影響甚至會直到第二天。我們不建議定期使用這些藥物。（我們唯一建議用於睡眠問題的藥物是褪黑激素和乙醯胺酚。）用於治療失眠問題的藥物，可能導致記憶力受損和隔天意識混亂的藥物包括：

- 阿米替林（學名：Amitriptyline；商品名：Elavil, Endep）（請參閱前面關於抗憂鬱藥物的部分）

- 氯硝西泮（學名：Clonazepam；商品名：Klonopin）（苯二氮平類藥物，請參閱前面有關焦慮藥物的部分）

- 苯海拉明（學名：Diphenhydramine；商品名：Benadryl，在Advil PM，Tylenol PM 等藥物中）（請參閱前面有關抗組胺藥物的部分）

- 杜使平（學名：Doxepin；商品名：Adapin, Sinequan）（請參閱前面關於抗憂鬱藥物的部分）

- 艾司唑侖（學名：Estazolam；商品名：Prosom）（苯二氮平類藥物）

- 埃索匹克隆（學名：Eszopiclone；商品名：Lunesta）（類似於苯二氮平類藥物）

- 氟西泮（學名：Flurazepam；商品名：Dalmane, Dalmadorm）（苯二氮平類藥物）

- 加巴噴丁（學名：Gabapentin；商品名：Neurontin）（抗癲癇藥物）

- 蘿拉西泮（學名：Lorazepam；商品名：Ativan）（苯二氮平類藥物）

- 米氮平（學名：Mirtazapine；商品名：Remeron）（請參閱前面有關抗憂鬱

藥物的部分）

- 喹硫平（學名：Quetiapine；商品名：Seroquel）（抗精神病藥物）

- 柔速瑞（學名：Ramelteon；商品名：Rozerem）（與苯二氮平類藥物類似）

- 蘇沃雷生（學名：Suvorexant；商品名：Belsomra）（與苯二氮平類藥物類似）

- 替馬西泮（學名：Temazepam；商品名：Restoril）（苯二氮平類藥物）

- 曲唑酮（學名：Trazodone；商品名：Desyrel）（抗抑鬱藥物）

- 三唑侖（學名：Triazolam；商品名：Halcion）（苯二氮平類藥物）

- 唑匹可隆 （學名：Zaleplon；商品名：Sonata）（與苯二氮平類藥物類似）

- 佐沛眠（學名：Zolpidem；商品名：Ambien, ZolpiMist）（與苯二氮平類藥物類似）

顫抖治療藥物

　　根據類型和嚴重程度，顫抖症狀可能從僅僅讓人尷尬到完全無法工作。雖然用於治療本質性震顫的 β 受體阻滯劑藥物通常是安全的，但其他用於治療顫抖的藥物是透過抗膽鹼或其他方式來抑制大腦功能。那些可能導致記憶力受損、嗜睡和意識混亂的顫抖治療藥物包括：

- 苯托品（學名：Benztropine；商品名：Cogentin）（抗膽鹼藥物）

- 莨菪鹼（學名：Hyoscyamine；商品名：Levsin, Hyosyne,Oscimin）（抗膽鹼藥物）

- 扑米酮（學名：Primidone；商品名：Mysoline）（請參閱本章早期有關癲癇藥物的部分）

- 苯海索（學名：Trihexyphenidyl；商品名：Artane）（抗膽鹼藥物）

🧩 草藥醫學療法

出於各種原因，許多人除了常規藥物外，還會服用草藥，甚至以草藥來取代常規藥物。這些藥物存在幾個不廣為人知的問題。

草本藥物只是另一種藥物，有自己的副作用。僅因為它們是草本的，並不意味著它們本質上就更安全。草藥可能會與常規藥物產生相互作用，因此務必要與醫生討論其使用情況。最後，由於草藥沒有標準化，品牌不同（甚至同一品牌的不同瓶子）可能含有不同量的活性成分。在患有失智症的人中常用的草藥及其主要副作用包括：

- 麻黃（Ephedra）：失眠、焦慮、顫抖、頭痛、癲癇、高血壓、心臟問題、中風、腎結石
- 卡瓦（Kava）：嗜睡、混亂、異常運動
- 銀杏（Ginkgo biloba）：出血（**注意：沒有證據表明銀杏提高記憶力，我們不建議使用**）
- 聖約翰草（St.John's wort）：疲勞、頭暈、混亂、口乾、胃不適

🧩 降膽固醇藥物不會導致記憶問題

你可能會注意到，降膽固醇的藥物，也就是所謂的史他汀類藥物（statins），並未列入這些常導致記憶受損的藥物清單中。儘管醫學文獻中存在著相互矛盾的說法，但來自一項評估這些藥物是否真能夠改善記憶的研究中，找到了史他汀類藥物不會導致記憶問題證據。這項精心進行的研究發現，史他汀類藥物既不會改善記憶，也不會損害記憶。因此，如果你的親人正在服用史他汀類藥物來降低膽固醇，那麼他們應該可以繼續服用。

酒精

　　儘管不完全是一種藥物，但酒精可能會導致記憶受損、嗜睡、意識混亂和跌倒，就像本章描述的其他物質一樣。事實上，大多數人都知道，無論是一瓶12盎司的啤酒、一杯5盎司的葡萄酒，或是一份1盎司的雞尾酒中，甚至只是一口酒精飲料都會導致思考、記憶和判斷力受損。因為我們希望你親人的記憶保持清晰，我們建議他們不要喝任何酒精。

　　如果你的親人真的喜歡喝一杯酒，怎麼辦？我們的第一個建議是嘗試一些現在已有多種不同風味的無酒精啤酒、葡萄酒和雞尾酒。

　　每天喝一杯酒精飲料是否是可接受？我們不建議失智症患者飲酒。但是，如果他們每天飲用的酒精飲料不超過一杯，便不太可能會對大腦造成永久性損害。但酒精仍然會導致思考、記憶和判斷力受損，可能導致嗜睡、意識混亂和跌倒。

　　最後，當長期大量飲酒時，可能會對大腦造成永久性損害（請參見詞彙表中的『酒精相關性失智症』）。

麻醉

　　全身麻醉是否會導致持久性的記憶受損或失智症？如果你的親人需要接受手術，是否應該使用全身麻醉？這些都是很多家庭常常詢問我們的問題。我們從現有的醫學文獻來看，適當施用全身麻醉不會導致永久性的記憶受損或失智症。然而，它可能會讓你的親人產生嚴重的意識混亂，使得住院時間變得更長和不愉快。它也可能顯示出在日常生活中尚未明顯出現的記憶喪失和失智症症狀。基於這兩個原因，我們建議在外科醫生和麻醉

師認為安全的情況下，盡可能使用局部麻醉或脊髓麻醉。然而，如果你的親人可能會在需要保持靜止的手術過程中移動，那麼全身麻醉會是最安全的方法。

癌症化療和放射治療

過去50年來，治療癌症的成功率不斷提高，這在很大程度上是由於化療和放射治療的創新組合。我們也看到癌症藥物變得更少毒性，相對不太可能造成包括大腦在內的身體器官永久性損害。同樣地，隨著放射治療能更加針對癌症作用而不是周圍的健康組織，也會讓治療變得更安全。

儘管如此，某些類型的化療和放射治療可能會損害大腦。請確保你和患者醫生討論這些治療的所有可能風險，包括對大腦功能的風險。

總結
許多藥物可能會導致記憶受損、嗜睡和意識混亂。確保你知道並記錄你親人服用的所有藥物，包括處方藥物、非處方藥物、維生素、草藥和補充營養品。與他們的醫生一起檢查這些藥物。在可能的情況下，停止或降低造成問題的藥物劑量。有一些藥物可能會導致思考和記憶障礙，其中包括抗膽鹼藥物、抗憂鬱藥物、抗組織胺藥物、抗精神病藥物、焦慮藥物（苯二氮平類）、眩暈和眩暈藥物、尿失禁藥物（抗痙攣藥物）、偏頭痛藥物、肌肉鬆弛劑、麻醉劑（鴉片類）、噁心、胃部和腸道藥物、癲癇藥物（抗癲癇藥）、安眠藥、顫抖症藥物，以及草藥療法。也請謹慎考慮麻醉和癌症治療。最後，注意降膽固醇藥物並不會引起記憶問題。

讓我們看看一些例子來說明在本章學到的知識

Q 我已經和父親的醫生一起檢查了他的處方藥，一切都沒問題。但他也服用了很多非處方藥和草本補品。這些也重要嗎？

A ─是的！許多非處方藥和草本補品也可能導致記憶受損、嗜睡、意識混亂或其他問題。追蹤這些藥物和營養補給品同樣重要，並與他的醫生討論。

Q 我母親服用了這個清單上的許多藥物，包括抗膽鹼藥物抗憂鬱劑、非典型抗精神病藥物、苯二氮平類藥物以及抗癲癇藥物作為情緒穩定劑。但她多年來一直都有精神問題，我擔心她可能還是需要所有這些藥物。我該怎麼辦？

A ─與她的治療精神科醫生討論是否可以用一些副作用較少的藥物取代其中一些藥物。例如，是否可以用舍曲林（在第13章中討論）替代抗膽鹼藥物抗憂鬱劑和苯二氮平類藥物？

Q 我的妻子多年來一直在服用安眠藥。她真的需要停止嗎？

A ─研究現在表明，當安眠藥每天服用時，不僅會干擾隔天的記憶，而且可能增加晚年發展失智症的風險。我們建議她嘗試減少或停止服用安眠藥。即使降低劑量或減少服用頻率也是有益的。

藥物選擇指南②

哪些藥物可以改善患者的思考、行為、記憶或身體功能

　　我們已經討論了可能導致問題的藥物，現在可以轉向可能有益病情的藥物。根據你親人的實際情況，你和他們的主治醫生可能會想嘗試其中一種潛在有益的藥物，看看是否可以改善他們的思考、記憶、行為或身體功能。**你只需要注意：若藥物無效或引起困擾的副作用，就要請醫生停用該藥物。**

為什麼要嘗試新的藥物？

　　也許你會好奇，既然沒有藥物可以讓失智症患者的腦細胞再生，那麼藥物怎麼可能幫得上忙？答案是某些因失智症而受損的腦細胞以前可以產生神經遞質——這些化學物質允許大腦不同區域進行交流。本章列出的大多數藥物都是通過幫助補償這種腦部化學物質的損失來發揮作用。換句話說，失智症改變了腦部化學物質的平衡，這些藥物可以幫助恢復它們的回到平衡狀態。

妮娜和馬丁的故事

馬丁帶著妮娜來到醫生辦公室，並攜帶了一份妮娜出現過的症狀清單。

醫生朗讀清單時說：「這是一份非常詳盡的清單。」他接著朗讀內容：

✓ 平均每週約有6天會感到意識混亂，試圖離開家，回到「家」。

✓ 平均每週約有2個晚上會看到一些不存在的人。

✓ 大部分時間坐在沙發上，一整天都沒有主動去做任何活動。

✓ 每次開車時，在車內會拍打持續約15分鐘。

✓ 當我要求她做不喜歡的事情，例如洗澡時，會感到煩躁、生氣，並和我爭執。

✓ 每週約4～5天只要稍感悲傷就會哭泣。

✓ 每週會有1個晚上會做出夢境的行為，並把我吵醒，然後從床上摔落。

✓ 每天會搔抓皮膚到出血，然後撕開結痂。

醫生繼續說道：「好消息是對於所有這些問題，我們是有一些藥物可以嘗試看看。這可能需要一些時間，因為我們會一次嘗試一種藥物。

列出症狀清單

為了開始這個部分的治療，你需要列出你所關心的所有行為和其他問題，然後將其帶給醫生。試著量化行為的頻率、持續時間、強度以及其他方面，以便在開始使用藥物後能夠追蹤改善情況。醫生可以檢視清單，並確定是否有藥物可以幫助解決這些問題。需要注意的是，單一藥物可能就足以治療多個問題。

最後，醫生一次只開處一種藥物非常重要，這樣就可以清楚知道每種藥物是否有效，以及是否會引起任何副作用。這種逐一進行的方法可

能需要更長的時間來治療清單上的每個問題，但對於你的親人會產生更好的結果。

從低劑量起步

老年人的藥物使用原則上最好是從低劑量開始，之後再慢慢加量。以這種方式開始使用藥物可以降低副作用的可能性，並且更容易確定有效治療目標症狀的最低劑量。大多數藥物在低劑量下就能有效治療並帶來少量副作用；而較高劑量通常除了更多副作用外幾乎沒有額外的好處。因此，一般來說，我們建議你的親人使用有效的最低劑量。

追蹤藥物效果

每次開始新藥物治療時，你需要追蹤藥物是否有效。為了做到這一點，藥物的治療目標應該是明確和可以衡量。就像我們在第4章中討論過透過行為記錄來幫助確定非藥物介入治療是否也一樣有效，所以我也建議你使用類似的記錄來追蹤親人對藥物的反應。一個簡單的藥物記錄有三大項：行為、介入和效果。確實寫下用藥的記錄尤其重要，因為大多數治療方法不會消除問題，但很多可以減少其頻率和／或強度。單憑記憶追蹤這些資訊不夠準確。這就是為什麼保持追蹤是如此重要。以下是一個例子：

行為	介入	效果
大聲喊叫、跺腳並撞櫃檯的情況在 7 天有 5 天會發生，平均每次持續 17 分鐘。	新藥介入	大聲喊叫、跺腳並撞櫃檯的情況在 7 天有 2 天會發生，平均每次持續 6 分鐘。

三種藥物策略

當你的親人出現問題行為時，有很多方法可以應對。在步驟二中，我們詳細討論了如何在不使用藥物的情況下來處理這些問題；我們始終建議一開始先嘗試這些非藥物治療法。若當需要使用藥物來治療這些問題時，亦應按照以下三個主要策略來處理：

1. 增強認知能力
2. 幫助他們冷靜下來
3. 抑制行為

第一策略：增強認知能力

我們首先建議盡可能提高你親人的思考和記憶能力。畢竟，當他們思考清晰時，他們就不會有問題行為！基於這個原因（即使其問題與行為有關而非記憶）我們通常建議從乙醯膽鹼酯酶抑制劑（cholinesterase inhibitors）開始，然後在適當時添加美金剛胺（memantine）。

✱ **乙醯膽鹼酯酶抑制劑可以「讓時光倒流」，對抗記憶喪失、行為問題和功能障礙。**

兩個月後，馬丁和妮娜回到診所。馬丁笑顏燦爛地向醫生展示了妮娜的用藥記錄。

行為	介入	效果
意識混亂，試圖離開我們的房子而想要回「家」，每週約6天會發生。 看見不存在的人，每週約2個晚上會發生。	5毫克多奈哌齊 (Donepezil) 連續服用30天，之後增至10毫克	意識混亂並試圖離開我們的房子，每週約有1天會發生。看起來更能跟上對話，被問問題時可以有更適宜的回答。 看見不存在的人，每月約有1個晚上會發生。

多奈哌齊（donepezil，可取得其仿製藥或使用商品專利藥『愛憶欣，Aricept』）、重酒石酸卡巴拉汀（rivastigmine，可取得其仿製藥或使用商品專利藥『憶思能，Exelon』）和加蘭他敏（galantamine，只能取得其仿製藥，無商品專利藥）之所以被稱為乙醯膽鹼酯酶抑制劑，是因為它們透過抑制乙醯膽鹼分解的酶（膽鹼酯酶）進行作用。乙醯膽鹼是大腦中重要的思考和記憶化學物質。無論失智症是由阿茲海默症、路易氏體失智症還是腦血管疾病引起，都會導致乙醯膽鹼水平下降。藉由阻止乙醯膽鹼的分解，乙醯膽鹼酯酶抑制劑有助於恢復乙醯膽鹼水平，恢復平衡，進而改善思考和記憶。這些藥物帶來的改善程度，從患者、家屬和醫師觀察到的效果，大約可以說將他們的失智症病情時光倒流6到12個月。換句話說，當我們為病人開出這些藥物時，通常可以使他們的思考和記憶恢復到6個月甚至1年前的狀態。

雖然乙醯膽鹼酯酶抑制劑在美國食品藥物管理局（FDA）批准用於阿茲海默症和路易氏體失智症的治療上，但我們也會在血管型失智症中使用它們。通常我們會在輕度失智症階段就開始使用。我們的想法很簡單，如果你要將記憶損失的狀態恢復6到12個月之前，最好是在認知功能尚處於最佳狀態時進行。

這些藥物的另一個重要好處是，它們通常能減少路易氏體失智症患者的幻覺強度和頻率。

這些藥物相對耐受性良好，主要的副作用則與胃腸不適有關，有時會導致食慾不振、噁心和腹瀉（見表13.1）。多夢是另一個常見的副作用。心率減慢則是一種罕見但嚴重的副作用，因此如果你的親人正在服用其中一種藥物，且感到頭暈或暈厥，你應立即告知他們的主治醫生，或者在美國的大多數地區撥打911進行緊急醫療救助。如果你的親人確實從一種乙醯

膽鹼酯酶抑制劑（例如，多奈哌齊）中出現副作用，另一種藥物（例如，加蘭他敏）可能會更適合他們。重酒石酸卡巴拉汀貼片由於不是藥丸，其胃腸副作用較少，但貼片會有些麻煩，需要你每天貼上和取下。新的週拋貼片也正在研發中，可能很快就會推出。

大多數人對這些藥物反應良好，並會終生持續使用。請注意，這些藥物僅治療症狀，並不改變導致失智的潛在腦部疾病。因此，儘管乙醯膽鹼酯酶抑制劑能將記憶損失的程度倒退約6至12個月之前的狀態，但無法阻止回到最一開始的健康狀態。那就表示即使你觀察到親人的思考和記憶隨著時間變差，該藥物仍然可能對他們產生效用。當乙醯膽鹼酯酶抑制劑停用時，大多數患者的身體功能會在約兩週內退化至6到12個月之後的狀態。因此，如果你的親人最初對藥物有良好的反應，我們建議他們應該持續服用該藥物。

✱ 美金剛胺（memantine）可能會減輕中度或重度失智症患者的冷漠行為

美金剛胺（可取得其仿製藥或使用商品專利藥「Namenda」）會透過與大腦中的兩種化學物質相互作用。它會部分抑制一種稱為谷氨酸的化學物質進行作用，並且還有助於另一種叫做多巴胺的化學物質產生作用。這些化學物質通常在阿茲海默症或其他失智症的早期階段時還不太會被影響，但在中度和重度失智症階段就不是如此了。這也是為什麼我們通常不會為有輕微記憶問題的人開處這種藥物的原因之一。

大多數中度或重度阿茲海默症患者、血管型失智症或路易氏體失智症患者在服用美金剛胺時有良好的療效，儘管它在美國只獲得了治療阿茲海默症的FDA批准。在歐洲，它也有被批准用於治療血管型失智症，在我們的經驗中，它對該病和路易氏體失智症患者也可能有幫助。

表 13.1 治療阿茲海默症型失智症的批准藥物

藥物	一般劑量	益處	常見副作用	機制作用	評價
多奈哌齊（Donepezil，商品專利藥為「愛憶欣，Aricept」）	5毫克／天，持續使用1個月；之後增量為10毫克。可持續增量至15、20或23毫克。	改善：記憶、專注力、情緒低落、行為、幻覺。	無食慾、噁心、嘔吐、腹瀉、清楚夢、肌肉痠痛、流鼻水、唾液分泌增加、心率下降。	抑制乙醯膽鹼酯酶	這些藥物通常耐受性良好，也有口溶片的藥物可服用。
加蘭他敏速效型（Galantamine仿製藥）	4毫克的劑量1天服用2次，之後增量到8毫克。可持續增量到12毫克。	改善：記憶、專注力、情緒低落、行為、幻覺。	無食慾、噁心、嘔吐、腹瀉、清楚夢、肌肉痠痛、流鼻水、唾液分泌增加、心率下降。	抑制乙醯膽鹼酯酶	有些可以只在早上服用，以減少活躍夢。
加蘭他敏延效型（Galantamine仿製藥）	8毫克／天，持續使用1個月；之後可增量至16毫克。可持續增量至24毫克。	改善：記憶、專注力、情緒低落、行為、幻覺。	無食慾、噁心、嘔吐、腹瀉、清楚夢、肌肉痠痛、流鼻水、唾液分泌增加、心率下降。	抑制乙醯膽鹼酯酶	這些藥物通常耐受性良好。
重酒石酸卡巴拉汀膠囊（Rivastigmine可取得其仿製藥或使用商品專利藥「憶思能，Exelon」）	1.5毫克的劑量1天服用2次，持續使用1個月；之後增量為3毫克。最多可服用至6毫克。	改善：記憶、專注力、情緒低落、行為、幻覺。	無食慾、噁心、嘔吐、腹瀉、清楚夢、肌肉痠痛、流鼻水、唾液分泌增加、心率下降。	抑制乙醯膽鹼酯酶	與食物一起服用則能減少副作用。
重酒石酸卡巴拉汀貼片（Rivastigmine可取得其仿製藥或使用商品專利藥「憶思能，Exelon」）	4.6毫克／24小時，持續使用1個月，之後增量到9.5毫克。最多可服用到13.3毫克。	改善：記憶、專注力、情緒低落、行為、幻覺。	皮疹、清楚夢、肌肉痠痛、流鼻水、唾液分泌增加、無食慾、噁心、嘔吐、腹瀉。	抑制乙醯膽鹼酯酶	這些藥物通常耐受性良好，對於腸胃副作用最少，小心取下貼片。

藥物	一般劑量	益處	常見副作用	機制作用	評價
美金剛胺（Memantine，仿製藥）	1 天服用 1 次 5 毫克的劑量。最多可 1 天服用 2 次 10 毫克。	改善：專注力、警覺性、情緒低落、行為。	意識混亂、嗜睡。	它會抑制谷氨酸並刺激多巴胺受體。	適用於中度至重度的失智症患者。
美金剛胺延效型（Memantine，商品專利藥名 NamendaXR）	7 毫克／天，最多服用到 28 毫克／天。	改善：專注力、警覺性、情緒低落、行為。	意識混亂、嗜睡。	它會抑制谷氨酸並刺激多巴胺受體。	適用於中度至重度的失智症患者。

　　我們觀察到最常見的副作用是嗜睡和意識混亂。因為許多中度至重度失智症患者已經有嗜睡和意識混亂的症狀，我們通常希望家人告訴我們是否有明顯的改善，以便我們繼續開處此藥物。如果我們沒有聽到關於美金剛胺有明確改善的資訊，我們通常就會停用它。我們最不希望做的事情就是開立一種會引起嗜睡或意識混亂的藥物！

第二策略：幫助他們冷靜下來

　　如果在增強認知能力後，行為仍然是一個棘手的問題，我們接下來會建議使用藥物幫助你的親人，使他們對那些不快的事情不要太過困擾。通常來說，大多數失智症患者在某些事情困擾他們之前都還算風平浪靜，無論是被要求洗澡還是被阻止離開房子都不會是什麼難事。其實一些選擇性血清素回收抑制劑（selective serotonin reuptake in hibitors，SSRIs）既可以治療焦慮，也可以治療憂鬱，可以幫助你的親人減少不安情緒。其他可能在類似情況下有幫助的藥物包括改善睡眠的藥物以及減少過度哭泣或大笑的藥物，我們稍後將在本章中說明這些藥物。

✱ 選擇性血清素回收抑制劑（SSRIs）助於治療憂鬱症、焦慮和行為問題

我們為許多患者開立選擇性血清素回收抑制劑（或類似百憂解的藥物），因為這些藥物可以治療許多失智症患者的問題，包括憂鬱、焦慮、煩躁和激動等問題。正如它們的名字所暗示，這些藥物會透過增加大腦中化學物質血清素的可用量來發揮作用。請查看表13.2，以了解在老年人失智症患者中表現良好並且產生少量副作用的一些SSRIs藥物。我們最成功的是與舍曲林（sertraline，商品名為「樂復得，Zoloft」）和艾司西酞普蘭（escitalopram商品名「立普能，Lexapro」）。

這些藥物可以稍微減少你的親人對事物的擔憂、困擾或煩惱的程度。例如，在輕度失智症患者中，他們可能會對被診斷出患有阿茲海默症或對未來感到焦慮和擔憂，這些藥物可以減少他們的憂鬱和焦慮情緒以減輕他們的憂慮和擔憂。重度失智症患者如果被要求洗澡時經常變得憤怒和焦躁，當服用這些藥物時，可能會減少這些行為問題，因為他們會變得對這項活動感到不那麼煩惱和困擾。

行為問題通常顯而易見，但釐清你的親人是否正在經歷憂鬱或焦慮可能更困難。若你不確定，請查閱第8章，這些問題在失智症中非常常見。

✱ 對於過度哭泣或大笑行為的藥物治療

你曾觀察到你的親人哭泣時，當你問他們發生了什麼事，他們卻告訴你「沒事」，並且不知道為什麼會哭泣？在第8章中，我們討論了你的親人可能過於容易或不適當地哭泣或笑，並提到了用來說明這些行為的用語：假性延髓情緒（pseudobulbar affect）或病理性大笑或哭泣（Pathological Laughingor and Crying）。區分真正的悲傷和不適宜的哭泣之間相當重要，因為這兩者的治療方法完全不同。如果你的親人因為悲傷和憂鬱而哭

泣，我們會嘗試剛剛提及的 SSRI 藥物。但如果他們的哭泣是過度或不適宜的，並且並沒有真的感到悲傷，我們會使用混合藥物右美沙芬／奎尼丁（學名：Dextromethorphan/Quinidine；商品名：Nuedexta）。

你可能知道「右美沙芬」這種活性成分，因為它是一種常見的鎮咳劑，通常可見於非處方的鎮咳糖漿中。另一個成分奎尼丁可以阻止右美沙芬的代謝，使其在體內停留更長時間。

過度哭泣或大笑不一定是一個需要治療的嚴重問題。然而，這可能會讓你的親人或周圍的人感到尷尬，如果這會影響他們去餐廳和其他公共場所的行程，那麼絕對值得詢問他們的醫生是否試用這種藥物。

✱ 睡眠藥物

失眠是老年人很常見的問題，尤其在失智症患者中更為常見。我們總是建議你先嘗試失眠的非藥物治療方法，因為這些方法大多數時候是有效的；詳情請參閱第10章。

如果你已經與親人一起努力嘗試了我們建議的非藥物治療方法，但還是存在睡眠問題，那便可以嘗試這兩種我們在此提及的藥物：褪黑激素（melatonin）和乙醯氨基酚（Acetaminophen）。請注意，由於這兩種藥物都可以在專櫃購買，你可以自行購買，但請還是要與患者的主治醫生討論使用，以確保不會與其他藥物產生不良反應。

1. 褪黑激素

褪黑激素是我們身體正常分泌的一種激素，用於幫助調節我們的睡眠週期。在白天當我們暴露於陽光時，晚上就會分泌褪黑激素，告訴我們的身體該是睡覺的時間了。如果你的親人在白天沒有受到太多陽光照射，或

表 13.2 常用於處理失智症問題的藥物

藥物	一般劑量	益處	常見副作用	機制作用	評價
舍曲林（Setraline，可取得其仿製藥或使用商品專利藥「樂復得，Zoloft」）	25毫克／天，每2週增量25毫克直至75毫克。最多可服用到150毫克（很少會服用到200毫克）。	改善：焦慮、情緒低落、行為。	性功能障礙、噁心、腹瀉、腸胃不適、失眠、疲倦、嗜睡、頭痛。	選擇性血清素回收抑制劑（SSRIs）	這些藥物通常耐受性良好，需要慢慢的減少劑量。
艾司西酞普蘭（Escitalopram可取得其仿製藥或使用商品專利藥「立普能，Lexapro」）	5毫克／天，2週內可再增加5毫克，以達總劑量10毫克。最多可服用到總劑量20毫克。	改善：焦慮、情緒低落、行為。	性功能障礙、噁心、腹瀉、腸胃不適、失眠、疲倦、嗜睡、頭痛。	選擇性血清素回收抑制劑（SSRIs）	這些藥物通常耐受性良好，需要慢慢減少劑量。
右美沙芬／奎尼丁（Dextromethorphan/Quinidine，商品藥名「Nuedexta」）	1天服用1顆膠囊，持續使用1週；之後可增至1天服用2顆膠囊。	改善：不適宜的大笑或哭泣。	腹瀉、頭暈、無力、咳嗽、嘔吐、水腫、腹痛、脹氣。	不詳	視情況需求每幾個月嘗試停藥。
褪黑激素（Melatonin，仿製藥）	0.5、1、3、6和10毫克。先從0.5毫克的劑量開始服用2週，視情況每2週增加劑量。	改善：睡眠週期、失眠、快速動眼期睡眠行為障礙（把夢境演示出來）。	疲累及其他延伸症狀，包括頭痛、易怒、白天嗜睡、憂鬱。	由身體產生的激素調節生理時鐘。	大約在睡前1小時服用。這些藥物通常耐受性良好。
乙醯胺酚（Acetaminophen，商品專利藥「泰諾，Tylenol」）	325毫克的劑量服用2週，視情況增加至650或975毫克。	改善：睡眠、疼痛、不適。	少見副作用，但可能包括血便或黑色焦油狀的大便、皮疹、搔癢、口腔潰瘍、血尿或混濁尿液、疲倦、虛弱、出血或瘀傷。	輕微止痛和退燒作用。	這些藥物通常耐受性良好，過量可能導致肝功能衰竭。
卡比多巴／左旋多巴（Carbidopa/levodopa，「心寧美，Sinemet、Sinemet. CR」、「瑞多寧，Rytary」、「巴胺幫浦、Duopa」）	1天服用25／100毫克的藥丸。之後增量劑量至3次／天，若藥效耐受後可再增量。	改善：行走、活動、帕金森氏症的顫抖。	這些副作用可能包括噁心、頭暈、失眠、混亂、頭痛、低血壓、異常動作、幻覺和精神錯亂。	將多巴胺傳遞至大腦。	慢慢增減藥物劑量以減少副作用。不要從高劑量的狀態下突然停藥。

利培酮 （Risperidone,「理思必妥，Risperdal」）	睡前服用0.25毫克，每天最多服用2毫克	改善：焦慮、妄想、精神錯亂、挑剔	記憶受損、意識混亂、嗜睡、中風、心臟病發作、死亡	阻斷多巴胺受體	僅在嘗試過其他藥物選擇後再使用此藥。每過幾個月要逐漸減少藥物劑量，以查看是否仍然需要服藥。
皮馬萬辛 （Pimavanserin,商品名：「Nuplazid」）	每天服用17毫克，最高可服用34毫克。	改善：焦慮、妄想、精神錯亂、幻覺	記憶受損、意識混亂、嗜睡、水腫、噁心、便秘、步行困難	阻斷血清素受體	僅在嘗試過其他藥物選擇後再使用此藥。每過幾個月要逐漸減少藥物劑量，以查看是否仍然需要服藥。
阿替洛爾 （Atenolol,「天諾敏，Tenormin」）	每天服用25毫克，可依藥物耐受性增加劑量。	改善：原發性顫抖。	心率下降、昏厥、死亡、低血壓、憂鬱、疲勞、頭暈	阻斷β-腎上腺素受體	慢慢地逐步增加和減少藥物劑量，以減少副作用。不要從高劑量的狀態下突然停藥。
普萘洛爾 （Propranolol,「恩特來，Inderal」，也有延效型[ER]）	每天服用1次或2次10毫克的劑量；延效型（ER）可服用60毫克，可依藥物耐受性逐漸增加劑量。	改善：原發性顫抖。	心率下降、昏厥、死亡、低血壓、憂鬱、疲勞、頭暈	阻斷β-腎上腺素受體	慢慢地逐步增加和減少藥物劑量，以減少副作用。不要從高劑量的狀態下突然停藥。

者他們接受到的日照時間不規則，他們可能會需要在睡前大約1小時服用褪黑激素。

除了治療失眠外，褪黑激素還被發現可以減少與快速動眼期睡眠行為障礙相關的異常行為，這是路易氏體失智症的常見症狀（請參閱第3章和第10章）。

作為人體自然分泌的激素，褪黑激素相當安全；主要的副作用與感覺疲勞有關，但這正是患者想要的效果。劑量可從0.5毫克開始服用，最多可服用到10毫克。然而，請注意，劑量越大不一定就越好；一項研究發現，0.5毫克和1毫克的劑量與10毫克一樣有效。所以，請從0.5毫克開始服用2週，並觀察是否有任何改善。請確保做好藥物或睡眠記錄（第10章）來檢視效果。如果0.5毫克無法改善睡眠，則在接下來的2週嘗試服用1毫克。如果還是沒有效果呢？那你可以在接下來的2週內試著增加劑量，逐步至3毫克、6毫克，最後至10毫克，直到產生效果，或者你最後決定這種藥對你的親人沒有用。如果你發現褪黑激素有效，且嘗試過高劑量後發現與低劑量的效果相同，那就要將劑量回到最小的有效劑量。

2. 乙醯氨基酚

我們建議用於幫助睡眠問題的另一種藥物是乙醯氨基酚（商品專利藥名為泰諾爾）。作為一種輕度止痛劑，乙醯氨基酚對睡眠有益，因為我們大多數人，特別是隨著年齡增長，都有各種慢性疼痛。雖然在忙碌的白天我們通常可以忽視這些輕微的不適，但在晚上安靜躺在床上時，這些不適可能會讓我們難以入睡。乙醯氨基酚可以緩解這些不適，幫助你的親人入睡。從一片一般劑量的藥片（325毫克）開始，連續使用2週，如果需要，可以增加至2片（650毫克）。你也可以嘗試每晚使用三片一般劑量的藥片

（975毫克），但請務必要維持再最小的有效劑量。請注意，你要確保所購買的製劑是「純乙醯氨基酚」，其中沒有任何添加劑。你不會想要購買「泰諾爾PM（Tylenol PM）」或類似的「PM」配方，因為這些配方含有抗組織胺，會讓你的親人感到意識混亂困惑，並損害他們的記憶力（請參閱第12章）。

第三策略：抑制行為

只有在我們嘗試了非藥物治療方法、增強了認知功能，並幫助你的親人冷靜下來後，我們才會建議嘗試抑制行為的藥物，比如非典型抗精神性藥物（atypical neuroleptic）。

妮娜和馬丁的故事

「我們要怎麼讓妮娜別再抓癢了？」馬丁問醫生。「她抓到皮都破了，甚至是撕開傷口。之前我還能用長袖衣服控制一段時間，但現在她開始在身體其他部位抓癢——不只是她的手，手甚至臉也抓。」

「她已經在服用我通常會先讓她吃的藥，包括多奈哌齊、美金剛胺、舍曲林和右美沙芬／奎尼丁，」醫生回答道。「我認為我們應該試試微小劑量的利培酮。但在我們嘗試之前，我需要列出一長串非常嚴重的副作用清單，這樣你就了解風險和需要注意的事項。」

✱ 非典型抗精神性藥物

非典型抗精神性藥物是一種抗精神病藥物，用於治療患有精神分裂症或躁鬱症的年輕成人。FDA尚未批准其用於治療失智症患者。這些藥物的副作用可能包括思考和記憶力受損、嗜睡、帕金森氏症症狀（包括僵硬和

顫抖）、肌張力不全症（異常運動或姿勢）、跌倒（可能導致骨折和頭部受傷）、高血糖、體重增加、癲癇風險增加、心臟病和中風風險增加，甚至死亡風險增加。

因此，我們盡量避免開立這些藥物的處方。當出現不良行為時，我們總是從非藥物治療開始，就像在步驟二中所提及的一樣。如果這些措施不夠，我們會從確保已充分使用乙醯膽鹼酯酶抑制劑和美金剛胺開始。然後，我們通常會嘗試本章中前面提及的其中一種SSRI藥物。我們也可能嘗試使用右美沙芬／奎尼丁（前文有描述），因為一項研究表明它可能是有效的。在用盡所有其他方法後，我們才會考慮開處非典型抗精神性藥物。

儘管如此，在家中的焦慮和問題行為加劇時，這些藥物便能派上用場。它們可能是讓你的親人遠離長照機構的唯一方法。其藥物可改善的問題包括焦慮、攻擊性、好鬥性、固執、偏執狂、妄想、幻覺和摳皮行為。其中的重要原則是從低劑量開始服用，慢慢增加劑量（如果患者的狀況允許），並在藥物成功奏效一段時間後，每幾個月嘗試減少甚至停用藥物。雖然在一段時間內，非典型抗精神性藥物是有益於許多失智症患者的病情，但很少有人需要長期服用這些藥物。

利培酮（Risperidone，商品專利藥名為「理思必妥，Risperdal」）通常是我們首選用藥，因為它在功效和副作用之間能維持一個良好的平衡（見表13.2）。此外，儘管這些藥物在對照組研究中都沒有特別顯著的益處，但在這些藥物中，利培酮的表現可能是其中最好的。

奧氮平（Olanzapine，商品專利藥名為「再普樂®，Zyprexa」）也經常被使用，但可能會引起體重增加。喹硫平（Quetiapine，商品專利藥名「思樂康®，Seroquel」）似乎主要具有鎮靜作用，因此通常在夜間使用。皮馬萬辛（Pimavanserin，商品名：Nuplazid）已被證明能減少患有帕金

森氏症失智症的人的幻覺和精神錯亂的症狀。你親人的主治醫生可能也會想嘗試其他非典型抗精神性藥物。

運動問題的藥物治療

最後一種藥物可能對患者有益的藥物是能夠透過改善他們起身和行走能力或減少顫抖等方式幫助他們改善運動能力。

帕金森氏症藥物

正如我們在第3章中所討論的那樣，患有路易氏體失智症的人通常有帕金森氏症的症狀，包括動作緩慢、拖著走和類似搓湯圓一般的顫抖。卡比多巴／左旋多巴這種藥物可能會對這些人奏效，這種藥比較常見的是名為「心寧美，Sinemet」（見表13.2）的藥。當藥效發作時，就能改善患者的步行和其他動作，顫抖症狀也可能會有所緩解。在低劑量下，這種藥物通常很容易耐受。但在高劑量下，可能會出現許多潛在的副作用，包括噁心、頭暈、失眠、混亂、頭痛、低血壓、異常行為、幻覺和精神錯亂。

治療顫抖的藥物

當顫抖症狀輕微時可能只會讓人尷尬，但症狀嚴重時可能會導致失能。如果顫抖是個問題，第一步是檢查親人所服用的藥物，看看是否有任何可能導致顫抖的藥物，如二丙基正戊酸半鈉鹽（divalproex sodium，「帝拔癲，Depakote」）或加巴噴丁（gabapentin，「鎮頑癲，Neurontin」）（參見第12章）。第二步是減少咖啡因，嘗試在進餐時使用沉重的杯子、玻璃杯和餐具（參見第11章）。第三步是帶你的親人去神經科醫生那裡，讓他們幫忙鑑別他們的顫抖是屬於哪一類型。

如果你的親人有帕金森氏症或路易氏體失智症的搓湯圓式顫抖（或其他與這些疾病相關的顫抖），卡比多巴／左旋多巴（本章前面提到的）可能是最有幫助的。

如果他們患有原發性顫抖，您可以嘗試使用阿替洛爾（Atenolol，「天諾敏，Tenormin」）或普萘洛爾（Propranolol，「恩特來，Inderal」）等藥物。這些β受體阻滯劑通常用於治療心臟病和血壓控制，但它們可以幫助減少這類型的顫抖。可能的副作用包括心率下降和低血壓，可能導致昏厥或死亡，憂鬱、疲勞和頭暈。請注意，如果要停藥，也必須慢慢地遞減藥量。

沒有效的藥物

你可能會意外我們怎麼沒有討論到其他像是乙醯左旋肉鹼（acetyl-L-carnitine）、肌酸（creatine）、薑黃素（curcumin）、銀杏、磷脂醯絲胺酸（Phosphatidylserine）、白藜蘆醇（Resveratrol）和Prevagen健腦膠囊之類的藥物、草藥或營養補充品。不幸的是，我們閱讀的醫學文獻顯示，這些東西對思考、記憶或行為都沒有任何好處。我們建議不要浪費金錢在上面。

妮娜和馬丁的故事

「醫生，我對您去年對妮娜所做的一切都非常感激。當我們開始跟您合作時，我已經到了絕望的邊緣。」馬丁說道，吞了口口水。「她現在好多了，現在我可以睡個好覺！」

「我很高興我能幫得上忙。」

「還有其他藥物可以幫助她嗎？」

「嗯，我推薦的所有標準藥物都有讓她服用了，但我們正在進行一項新藥的臨床試驗，它可能會進一步減輕焦慮和其他行為問題。」

參與臨床試驗

本章描述的藥物可能對你的親人有所幫助。然而，這些藥物都不太可能完全解決他們的問題，這就是為什麼你可能可以考慮參加那些開發中的新藥臨床試驗，以改善思考、記憶、情緒或行為。一些正在開發的藥物實際上正試圖透過去除致病的機制，例如阿茲海默症的斑塊或糾結物質，來延緩失智症的進展。因為目前的藥物僅能做到這麼多，我們建議所有的患者都應考慮參與臨床試驗。

臨床試驗並不適合每個人。很少有人想要回醫生辦公室進行更多的訪問、紙筆測試、抽血、心電圖和腦部掃描。有些患者不喜歡自己可能只會得到一些安慰劑而非真正的藥物。其他人則擔心如果他們得到真正的藥物，可能會出現未知的副作用。

然而，大多數人實際上還是願意參與臨床試驗。臨床試驗是積極掌握患者病情並直接對抗它的一種方式。在試驗過程中所接受的額外訪問並不繁瑣，而且可以患者也能因此有更多提問的時間。參與臨床試驗的人最終會獲得比普通人更好的醫療照護，這可能是因為需要頻繁的醫療監測所致。最後，參與臨床試驗的人喜歡聽到即使他們的參與最終不能直接幫助到自己，但至少能為下一代帶來更好的治療方法，甚至貢獻了科學知識以求解方。

總結

失智症干擾了許多腦部化學物質，而藥物可能有助於恢復這些神經傳遞物質的平衡。在考慮新藥物時，重要的是設定清晰、可衡量的目標；從低劑量開始；並隨著時間追蹤效果。乙醯膽鹼酯酶抑制劑有助於記憶、情緒、行為問題和幻覺的緩解；美金剛胺有助專注、警覺、情緒和行為問題的緩解；選擇性血清素回收抑制劑有助緩解情緒、焦慮和行為問題；右美沙芬／奎尼丁有助緩解不適當的大笑或哭泣以及行為問題；褪黑激素和乙醯胺酚有助於睡眠；非典型抗精神性藥物有助緩解焦慮、攻擊性、幻覺、幻覺和搔皮症；卡比多巴／左旋多巴有助於行走、運動和緩解帕金森氏症顫抖；β 受體阻滯劑有助緩解原發性顫抖。臨床試驗中可能提供新藥物的治療方式，這些治療方式也許能為他們的親人和下一代尋找更好的治療方法。

讓我們看看一些例子來說明在本章學到的知識

Q 我母親沒有服用這些藥物。我應該一次讓她開始服用全部嗎？

A 不，重要的是逐一開始服用藥物。這是了解哪些藥物能產生有益療效以及副作用的唯一方法。

Q 我父親沒有服用這些藥物，但行為很失控。我應該先試哪種藥物？

A 一般來說，我們總是希望先改善認知能力，所以我們會從乙醯膽鹼酯酶抑制劑，例如多奈哌齊開始。如果他的行為仍然有問題，我們會試著加入美金剛胺。接下來，我們會試著讓他放鬆，所以會使用如選擇性血清素回收抑制劑，例如舍曲林。如果這些治療都還不夠，我們將會用非典型抗精神性藥物，例如利培酮，來壓制患者出現無謂的行為。在每種情況下，我們只會在藥物顯示出明顯的有益療效且幾乎沒有副作用，或至少其副作用不令人困擾的情況下才會繼續使用該藥物。

Q 我妻子多年來一直有睡眠問題。褪黑激素或乙醯胺酚真的有幫助嗎？

A 它們可能有幫助，但只有在已採取非藥物治療方法後，例如治療睡眠問題和睡眠週期問題（見第10章）。

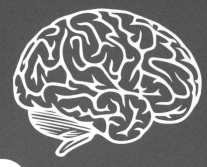

建立你的 照護團隊

在步驟一至步驟三中，我們了解到失智症的問題有哪些以及應對這些問題的方法。我們還了解到哪些藥物可能對你的親人有益，哪些可能會導致一些問題。在步驟四中，我們將討論如何建立你的照護團隊。我們將從照護團隊中最重要的成員開始——你！我們將向你展示在照顧患者時該如何照顧好自己。當你身心健康、強壯時，您將能夠提供更好的照顧。接下來，我們將向你展示如何建立你的照護團隊，這樣你就不必獨自承擔所有的工作，而是讓家人、朋友和鄰居參與其中，以及考慮聘用專業的照護人員、參加日間照護計畫和喘息服務。

第14章

爲什麼要好好照顧自己？
又該怎麼做？

作爲一位照護者，往往覺得自己好像需要擁有神力女超人的超能力、超人的力量、德蕾莎修女的智慧和甘地的耐心。換句話說，你需要結合超級英雄和聖人的特質。如果自己的身心健康出現問題，就無法勝任這項超人般的工作。爲了照顧好你的親人，你也需要好好照顧自己！就像大力水手需要菠菜來讓自己強壯一樣，你需要適當的營養攝取、運動、保持社交聯繫，並抽出一些時間照顧自己，成爲最好的照護者。

傑克和莎拉的故事

「我還能繼續這樣下去多久？」莎拉在想。她的父親傑克在六個月前將車撞到了樹上。當她制止父親開車時，傑克沒有爭辯，也沒有辯解不去服用安眠藥。起碼在幾個月內，他狀況好轉。然而，如今他又和以前一樣健忘。這些日子，莎拉每天早上都會去父親的家，確保他起床、吃早餐並吃完所有的藥。

她也帶他去看醫生。還有超市、銀行，和他需要去的其他地方。莎拉轉身嘆了口氣，試著想要入睡。她已經意識到自己現在的狀態。她除了全職工作並獨自撫養女兒外，現在還成爲了父親的照顧者之一。她愛她的父親，希望回報他多年來養育她的辛勞。但這似乎並不公平。當她轉身尋找睡意時，她心中想著，「我甚至連五分鐘屬於自己的時間都沒有。」

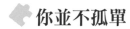 你並不孤單

在美國，有超過1600萬位無償照顧阿茲海默症患者和其他失智症患者的照護者，提供了超過180億小時的照顧，價值超過2300億美元，而你就是其中之一。照護者通常是家人，有時朋友也會參與照護。三分之二的照護者是女性。三分之一的照護者年齡超過65歲。越來越多的照護者成為所謂的「三明治世代」（sandwich generation），他們需要同時照顧患有失智症的親人和自己的孩子。隨著人口老齡化的上升，照護者的數量預計也會增加，除非有治療阿茲海默症和其他失智症的解方。簡而言之，不會只有你一個在勞心勞累。

成為照護者或照護夥伴

我們都會幫助我們的朋友和家人，而他們也會回報我們。這種互助的關係是生活中重要的一部分。然而，為患有失智症的親人提供照顧是不同的，因為我們是無私地奉獻自己，並很少會期待回報。也許我們會覺得配偶或父母多年來一直支持和照顧我們，現在是我們回報和照顧他們的時候了。大多數情況下，這種新的關係中，稱我們為照顧者相當合適，因為我們是「給予照顧的人」。有時候我們在照顧初期失智症患者時，仍需要與他們合作而不僅僅提供照顧而已。在這種情況下，我們的親人也許仍然可以靠自己做許多事情，我們是在幫助他們盡可能地保持生活的獨立性。因此，在初期階段時需與患者合作，讓他們保持盡可能的生活獨立時，「照護夥伴」這個詞可能更合適。隨著失智症的病情進展，你的角色可能會從照護夥伴轉變為照護者。

🧩 包山包海的照護

當照護者被問及為患者提供照護時需要做什麼，他們通常會回答：「什麼都做」。隨著病情的進展，照護夥伴和照護者提供幫助的方式和程度會不斷變化，從偶爾的幫助到全面性的照護。**「照護生涯」指的是從開始把自己視為照護夥伴或照護者到結束這個角色的歷程**。把自己的角色轉變為照護者可能是一個緩慢而艱難的過程，因為他要接受親人被診斷出患有失智症的事實並適應他們的新角色。

在失智症的早期階段，你可能甚至不認為自己是一個照護夥伴，也許只是偶爾提醒或幫助處理複雜的活動。在處理失智症問題的過程中的某個時刻，你會開始把自己視為照護夥伴或照護者。即使一個家庭決定將親人從家中搬到長照機構，讓專業人士提供更全面的照護，大多數家庭照顧者仍然會提供一定程度的照護。當患有失智症的親人離世時，照顧者的角色通常也隨之結束，這需要另一段時間來調整心情，家族也會為失去親人而哀悼。

🧩 空杯子是倒不出水的

照顧患有失智症的親人多變無常，隨著疾病的進展，照顧需求會不斷變化，更需要靈活因應。這種不穩定的體驗必然會帶來壓力。照護者常常承受高度的情緒和身體疾病風險，甚至可能提前身故。照護者可能將注意力全放在照顧他人上，而把自己置於最後。這對於同時照顧老年父母和正在成長的子女的三明治世代來說更為真實。日復一日地這樣過，他們會發現自己一直想要從一個水快沒的杯子中倒出水。為了照顧他人，你必須照

顧自己。為了成為最好的照護者，你需要時間來填滿自己的杯子！

照顧好自己的健康

　　首先，你需要照顧好自己的健康。儘管我們在關於你的親人的健康問題上討論了很多，但當這些問題關乎你自己的健康和幸福時也值得重提。請注意，有益於你身體健康的活動也會對你的心理健康有益，反之亦然。例如，現在有大量證據表明，心血管疾病，如高血壓和心臟病，會受到壓力和其他負面情緒的顯著影響。同時，身體不健康可能會導致情緒問題，包括焦慮和憂鬱。好消息是，有一些生活方式行為可以幫助你維持或改善身心健康，改善情緒和緩解壓力、焦慮和憂鬱。請留出時間執行這些健康的生活方式。

運動、運動、運動

　　運動對於身心健康至關重要。如果說有一種能夠奇蹟改善大腦健康的方法，那就是運動！有氧運動、重量訓練和靈活度訓練是全面的運動計畫的主要部分。但是在開始一個全新運動計畫前，請務必先向醫生諮詢，並且如果在運動時有任何新的或明顯的症狀，也要及時告知醫生。更多關於改善大腦健康、減少憂鬱和焦慮的最佳運動類型詳情，可參考第8章。

睡眠對你的健康至關重要

　　你有睡眠問題嗎？照顧患有失智症的親人更容易出現睡眠問題，在他們提供照顧期間，大多數人都提及自己會出現睡眠困擾。有時，這些睡眠困擾是由失智症患者的問題行為導致的，正如第10章所述，例如夜間徘徊、焦慮或在床上輾轉，這些都會使照護者難以入睡。而有時，睡眠問題

是由照護者的壓力、焦慮或憂鬱程度所導致的。當然，隨著年齡的增長，照護者與其他老年人一樣，有罹患失眠（入睡困難或保持沉睡狀態的困難）或睡眠呼吸中止症（夜間呼吸反覆開始和停止）的風險。

獲得充分、有助復原的睡眠對於保持身心健康至關重要。任何曾經經歷過失眠的人都知道，度過失眠之後的一整天究竟有多困難。睡眠不足會耗盡你照顧自己和他人所需的能量，降低你應對壓力的能力，並使你更容易對親人感到煩躁，反而加劇他們的問題行為。長期的睡眠困擾和睡眠障礙與憂鬱、焦慮、免疫系統受損都會使身體不健康，增加感染、高血壓、糖尿病、心臟病、中風和情緒障礙的風險。事實上，即使一個失眠的晚上也會使你更容易煩躁，且抗壓力也會降低。詳細關於改善睡眠的資訊，請參閱第10章。請確保不要服用安眠藥，因為它們會引起各種問題，詳情可見第12章。

保持健康飲食

用健康、營養豐富的食物為身體提供能量，幫助維持身體健康，保持活力，讓你維持最佳狀態。專家們一致認為，最健康的飲食方式是盡量減少加工食品（例如薯片和許多麥片），並高度攝取水果、蔬菜、豆類、全穀物、堅果和種子。加工食品經過機械或化學處理以改變或保留它的特性。這些食品通常以盒裝或袋裝形式出現，並包含一長串的成分。需要注意的是，有些加工食品反而是健康的，比如豆腐、冷凍蔬菜和預煮的全穀類食品。其中一個能確定哪些加工食品是健康的方法是查看成分表。如果成分表中包含在家裡也能添加的成分（例如橄欖油），那麼這類食品的加工程度較低。如果成分只能在工廠或實驗室裡才能製造出來的（例如氫化油或大豆蛋白分離物），那麼這類食品更可能被高度加工。

　　地中海飲食已經經過廣泛研究，可謂最健康的飲食之一。這種飲食方式易於執行，著重於全食（whole foods），並以海鮮和植物性飲食為主。它強調每餐都要攝取水果和蔬菜、全穀類、豆類、堅果和種子，以及每週至少攝取兩次的魚類。雖然食用飽和脂肪較少，但鼓勵攝取堅果和橄欖油之類的「好脂肪」。這種飲食還建議少食用雞蛋、乳製品和家禽，少吃糖和紅肉。它還著重於在與朋友和家人一起用餐時進行社交。可能基於這些原因，地中海飲食與改善身心健康以及延壽有關。

限制酒精攝取

　　人們經常詢問飲酒的風險和好處。這是一個特別重要的問題，因為照護者在應對壓力和其他負面情緒時就容易會多喝幾杯。目前《美國人飲食指南》（Dietary Guidelines for Americans）建議，如果要飲酒，應該要適量飲用。一份酒的定義為5盎司的葡萄酒、含有5%酒精的12盎司啤酒，或者1盎司的烈酒。對於女性而言，適量的酒精攝入量為每天一份，對於男性而言，則可在任何一天內攝入最多兩份的酒精——這不是指幾天以來的平均值。然而，由於身體代謝酒精的方式會隨年齡變化，我們強烈建議65歲以上的女性和男性每天的酒精攝入量不要超過一份。

　　實際上，一些研究表明，即使是這個量也可能會過量，警告大家每天飲酒可能還是會增加健康風險。因為這些原因，我們不建議任何人用飲酒來應對壓力或出於其他原因而酗酒。如果你想喝，我們建議你不要超出建議的分量。

　　如果你僅僅是喜歡啤酒、葡萄酒或雞尾酒的口味，而不想減少飲用量怎麼辦？好消息是現在有許多無酒精啤酒、葡萄酒和雞尾酒可以購買，它們實際上非常可口！試試看吧，找出你最喜歡的那種。

傑克和莎拉的故事

莎拉用手指緊緊按壓著她的乳房。我覺得這個腫塊變大了。她再次確認。我確定它變大了。她預約了掛號就醫。

「你注意到這個腫塊已經大約四五個月了，但你現在才來找我？」她的醫生問道。

莎拉吞了口口水，回答說：「對啊，我一直很忙……」。

「乳腺癌可不是開玩笑的。我們有很多有效的治療方法，但這需要早期發現。」

「你是說這是癌症？」

「我不知道。我們需要做乳房X光照──看起來你錯過了上次的檢查──而且，根據它顯示的情況，也許還需要進行活檢。」

醫療照護：有病就去看醫生！

因為你專注於照顧親人，反而錯過、取消或未安排自己的預約就診嗎？如果是的話，其實很多人都是如此。

許多照護者會拖延或完全忽視自己的健康問題。為了保持自己的身體健康，除了及時處理突然出現的任何不適之外，為自己安排年度健康檢查和定期醫療保健也很重要。如果你記不得上次做健康檢查的時間，現在就打電話給你的醫生（對，把書放下，去打電話；如果他們已下班，就語音留言）。如果你對自己的健康有任何疑慮，及早去看醫生才是明智之舉。忽視自己的身體健康只會導致未來更大的健康問題。

關心你的心理健康

有許多事情可以做來改善你的心理健康，管理壓力、憂鬱和焦慮的情緒。實際上，我們已經討論過的所有有助於身體健康的事情（有氧運動、

舒適的睡眠、健康飲食和治療疾病）同樣也會幫助到你的心理健康。下一步我們將討論什麼時候需要尋求專業幫助來改善你的心理健康，保持社交連結，為自己留出時間，學習放鬆療法，實踐冥想，以及尋找快樂——這些對你的身體健康而言，是舉足輕重的事情。

何時需要尋求心理上的專業幫助

有時，你所經歷的情緒可能變得無法控制。許多照護者經歷深深的悲傷、焦慮或壓力，他們需要專業人士的支持和指導來幫助管理這些情緒。諮商師、社工或心理學家可以提供應對策略，幫助你管理情緒，並提供實用的技巧來應對日常生活中的責任。你也可以在照顧親人的情況下，討論與失去和死亡相關的生命課題。

有時人們即使知道尋求幫助有用，但還是會猶豫不決。有些人擔心如果尋求專業幫助，會被視為「軟弱」或「瘋了」。尋求幫助並不是什麼可恥的事情。此外，你越早獲得幫助，就可能越快速有效。

那麼，你如何知道何時應該尋求專業幫助？有一些徵兆可能可以幫助你察覺。在第8章中，我們回顧了在親人身上可能時常出現的憂鬱和焦慮症狀。當考慮你自己的情緒時，同樣的症狀也適用。回顧第8章中列出的憂鬱和焦慮症狀，如果你有其中兩種或更多症狀，請考慮尋求專業幫助。

保持社交聯繫

照顧失智症患者肯定無法只靠一個人就能面面俱到，然而大多數的照護者都提到自己會有孤獨感或被孤立的感覺。在第15章裡，我們會深入討論如何建立你的照護團隊。在這裡，我們想強調保持社交聯繫對於你的心理健康是多麼重要。研究發現，保持社交聯繫可以確保照護者在面對多重壓力時仍能增加他們的韌性。當然要撥出時間來保持社交聯繫可能並非易事。我們建

議你與親友安排一個或多個固定的每週聚會時間——也許是每天早上與鄰居散步半小時，以及每週與朋友喝一次咖啡。時間真的很有限嗎？那也可以邀請親友到你家作客，這樣你就能省下大部分的通勤時間了。

為自己留出時間

在步驟五中，我們會討論一些你可以和患者一起參與的愉快活動以及這樣做的好處。在這裡，我們會著重在你可以自己做的一些愉快活動，作為照顧自己的方式。首先，列出你成為照護者之前喜歡的所有事物。也許你喜歡泡一個很久的熱水澡、一次能提振精神的按摩療程、參加健身課程。也許你以前喜歡閱讀、彈鋼琴、慢跑、拼拼圖或在空閒時間創作藝術作品。（把書放下，寫下你的清單。）一旦你列出了清單，想想哪些活動是你想保留並符合你目前的預算和生活方式。現在就著手安排時間，每週至少用半小時進行一個或多個這些活動。（別再看了，現在就打開你的行事曆，將這些活動加上去。）當照護者不為自己安排時間時，就不會花時間照顧好自己。許多照護者說：「當我把一切都做完後，然後我會為自己騰出一些時間做點自己想做的事情。」但很少有人能真的做完過。你可能比以前有更少的時間來做你喜歡的事情，但抽出一些時間來做一些愉快的事情對你自己來說非常重要。

傑克和莎拉的故事

莎拉看了看時鐘。凌晨12：32。今天下午她將會知道她的生檢結果。她閉上眼睛，翻了個身，再次試圖入睡。如果我需要動手術呢？誰來照顧我的女兒——還有我父親？

她翻身看了看時鐘。凌晨12：34。她沉重地嘆了口氣，爬起床。她坐在地板上，盤腿而坐，使用她學到的放鬆技巧。

15分鐘後，莎拉回到床上，感到寧靜。當睡意籠罩她時，她心中暗自對自己的成就心滿意足。

———————✦◈✦———————

學習放鬆技巧

放鬆技巧可以幫助你管理壓力和負面情緒。接下來我們簡要介紹一下我們經常教授的技巧：深呼吸和漸進性肌肉鬆弛法。你也可以在網上找到許多影片和音檔來示範這些方法。還有一些手機應用程式會提供引導式的放鬆和減壓技巧。

✱ 深呼吸

大多數人整天下來的呼吸都是偏淺的。當你呼吸偏淺時，你可能會感覺到胸部或肩膀的上提。而在深呼吸時，你的橫隔膜（位於肺部和腹部之間的肌肉）會向下壓入腹部，充分擴張你的肺部並使你的腹部上提。深呼吸有助於使你感到平靜，它能活化你的副交感神經系統，這是你身體中負責幫助你休息和放鬆的系統。

深呼吸練習的第一步是熟悉深呼吸的感覺。通常最好是先躺平再開始。選擇一個堅固穩定的地方，比如地板或瑜伽墊，將一隻手放在胸口，另一隻手放在肋骨下方的腹部。通過鼻子深而緩慢吸氣。你能感覺到放在腹部的那隻手會隨著腹部的膨脹而上升嗎？放在胸前的手應該相對是靜止不動的。慢慢地透過嘴脣緩慢呼氣，重複最多10次。一旦你熟悉了深呼吸的感覺，你可以坐著或站著進行相同的練習。

一開始可能需要稍微努力適應一下，因為你的身體正在適應一種新的呼吸方式，但只要多練習，深呼吸將會變得更加輕鬆和自然。深呼吸可以成為你日常生活中的一大助力。每天撥出10到20分鐘進行深呼吸練習，可

以減少慢性壓力和焦慮。請多做這種練習，讓它在你有急需時能起更大的作用。

✱ 放鬆肌肉

當我們處於壓力之下時，身體的肌肉會變得緊繃。漸進性肌肉鬆弛法教你如何搭配專注的呼吸，來慢慢收縮、然後放鬆不同的肌肉群，藉以舒緩你的身體。

首先，坐或躺在舒適的位置。深呼吸幾次來讓自己冷靜下來。將你的注意力集中在特定的肌肉群上，比如你的腳。從腳趾開始，緩慢但用力地收縮每個肌肉，不要用力過度，並同時進行深呼吸。在呼氣時，有意識地放鬆這些肌肉。從腳趾到頭部（或者如果你願意的話，也可以從頭到腳）進行逐步放鬆，直到所有肌肉都被放鬆。

漸進性肌肉鬆弛法可以增加你對身體在壓力和放鬆時的感受意識。這種技巧已被證明對降低壓力和焦慮有效。你可以在網路上找到許多漸進性肌肉鬆弛法的方法和教學影片；你也可以使用手機應用程序，或者向醫生尋求特定資源。

靜觀練習和其他形式的冥想

剛才所述的放鬆技巧是否讓你想起了靜觀（Mindfulness）或其他形式的冥想？這是因為專注於呼吸和學習放鬆肌肉是冥想的基本要素。有許多書籍、影片、有聲書和網站可以讓你了解更多相關資訊。也有手機應用程序可供下載到你的手機或其他3C設備上，提供引導式的靜觀和冥想技巧。

傑克和莎拉的故事

　　莎拉帶著她的女兒克蕾兒（Claire）和父親去吃晚餐。「這家餐廳不錯耶，莎拉。今天是什麼特殊的日子？」傑克問道。

　　莎拉笑著說：「我今天聽到了一些好消息。我的醫生打來電話告訴我，說我身體完全健康了。」

　　「太好了！說到健康，我想感謝你為了我的健康所做的一切，包括每天早上來提醒我吃藥。我非常感激。」

　　「謝謝，爸爸，有你這句話，要我每天早上整個城市來回跑都值得。」莎拉想著，整個人也充滿了溫暖的感覺。

　　當莎拉和克蕾兒開車回家時，克蕾兒說：「我真不敢相信今晚爺爺告訴我們的那些故事！我喜歡那個他在車裡和一位警官比賽（而且還贏了！），結果回到家時發現警官在他家的車道上等著他的故事。趁他還記得的時候，我想聽爺爺的所有故事。」克蕾兒說到一半語塞了。

　　「趁他還記得的時候？」

　　「對。」

　　「那挺好的。我們當然可以試著多花點時間陪他。」

　　「但我們太忙了。我還是會擔心他會覺得孤獨，不能開車或做任何事情。」

　　「嗯……。」莎拉慢慢地說。

　　「你覺得爺爺搬來和我們住怎麼樣？」

　　莎拉吃驚地挑起眉毛。「搬來和我們住？」

　　「為什麼不呢？那麼你就不需要每天早上飛奔到市中心叫他吃藥了。如果他在我們家，我也可以幫忙！」

　　在暫停片刻思考了一些利弊和後勤問題後，莎拉說：「克蕾兒，這是個絕妙的主意！對你的爺爺也是好事，對我來說也會輕鬆許多，而且──絕對──你也可以幫得上忙。我們這個星期天問問他。」

　　莎拉微笑著，知道她實際上會享受與父親共度更多休閒時間。

───※❖※───

認識照顧中的喜悅

儘管在照護過程中有許多負面的部分，大多數照護者能夠找到一些照護失智症親人患者的好處、喜悅和振奮感。你可能會發現自己因能夠提供出色的照護而感到滿足，對於你新發現到自己所具有的優勢感到自豪，或者高興地回饋給過去曾經付出過的親人。你可能會感激這個機會和動力來治癒過去的傷痛。或者你可能會在照護過程中的小事情中找到快樂，比如一個共享的微笑、笑聲或平靜的時刻。你也可能會發現透過照護也會交到新朋友，並加強了你現有的人際關係。

能夠覺察照護之中的優點有助於減少其中的缺點，並增強你的幸福感。每週停下來思考一下照顧親人的一些優點。你從中學到了什麼有價值的東西嗎？你是否加深了與親人的關係？是否還有其他正向因素可以幫助這段經歷變得更好？

更多關愛自己的方式

第15章將討論支持團體和其他資源的重要作用，這些資源也可以幫助你應對憂鬱、焦慮和其他消極情緒，同時培養擔負照顧責任所需的技能。

總結

照護者的情緒和身體健康狀況較差。他們往往過於專注於照顧他人，而把自己擺在最後。對於同時照顧年邁父母和成長中子女的三明治一代來說尤其如此。記住，一個空杯無法倒出水。

為了照顧別人，你必須先照顧好自己。這意味著為你的身心健康安排時間、經常運動、良好睡眠、健康飲食、限制酒精攝入、接受醫療照顧、保持社交聯繫、為自己留出時間、學習放鬆技巧、在需要時尋求專業幫助，和尋找照顧中的樂趣。

讓我們看看一些例子來說明在本章學到的知識

Q 你的飲食從來都不怎麼健康，自從開始照顧父親以來，變得更糟糕了。你傾向在速食餐廳隨便吃點什麼方便的東西。你想吃得更健康，但你甚至不知道從何下手。

A 改變飲食習慣可能看起來很困難，但有一些簡單的準則可以幫助你做出更健康的食物選擇。減少攝取加工食品（那些含有很多成分的包裝食品），並增加新鮮水果和蔬菜等全食的攝取量是一個很好的開始。接下來，試試地中海飲食法，這種飲食法包括在每餐都吃水果和蔬菜、每週至少吃兩次魚、全穀物和堅果、酪梨等「好脂肪」。建議少攝取乳製品；紅肉和糖應該少吃。

Q 你根本沒有時間照顧自己。在照顧孩子準備上學和照顧母親之間，你一天都沒有時間思考自己的需求。最近你感覺非常糟糕，但是你就是找不到時間去看醫生。

A 每天要做的事情繁雜，所以找到時間照顧自己可能很困難。但是照顧好自己的身心健康非常重要──否則你自己可能也會生病！如果你最近沒有進行過身體檢查，就請預約醫生進行檢查。告訴他們你最近的狀態。花時間照顧自己將有助於你把別人照顧得更好。

Q 也許你在想，「沒有人理解我正在經歷的事情。自從我丈夫被診斷出患有失智症後，我覺得很難再去見任何朋友。我要告訴他們什麼呢？他們也不知道該說什麼。而且，我沒有時間去玩樂。現在我需要專注於我的丈夫。」

A 人們很難決定是否向朋友和家人透露患有失智症的診斷，因此可能會避免社交，以免談論令人不快的事情。然而，保持社交活動並與他人互動對你的身心健康很重要。找一些可信賴的朋友和家人，即使每週只能見面半小時，也要定期見面。詢問朋友和家人是否能到你家來作客，以減少你的通勤時間。在第15章中，我們還將討論透過支持團體和其他活動找到新的社交對象。這些經驗可以讓你與處於相似經歷中的人建立關係。

第15章

如何建立你的照護團隊

照顧患有失智症的親人並非是單打獨鬥的任務。你需要一個照護團隊，而且需要在診斷確定後就立即組建。這個照護團隊是你在照顧親人和自己時所依賴的人和資源。組建一個照護團隊似乎是一個理所當然的想法，對吧？然而，調查結果顯示，超過一半的照護者表示感到孤單或有被孤立的感覺，大多數照顧者表示希望在他們的照顧工作中獲得更多支持。我們都認為，照顧失智症患者需要整個社區的支持。讓我們探討一下如何建立一個堅強而能互助合作的照護團隊。

妮娜和馬丁的故事

馬丁把髒抹布放進洗衣機後，爬上床。至少妮娜睡著了，他心想。他看了看時鐘，是凌晨3：03。他再次閉上眼睛，但無法阻止頭腦中湧現的一連串的念頭。

「我能持續多久？感覺好像已經好幾年沒有辦法睡個好覺了。」

「應該請兒子多來幫忙嗎？不，他很忙——他有自己的生活。馬丁，你可以應付得了。」

「或許有些朋友可以來幫忙——至少那些我們還有在聯絡的朋友應該可以。有趣的是，有些人——知道妮娜得了失智症，就突然間變得『太忙』，忙到沒跟我們聯絡了。不，我不想再嚇跑其他的朋友了。」

「難道你忘記你的誓言：『不論是好日子、壞日子，富裕或貧困，健康或疾病？』六十多年的婚姻，你現在要放棄她了嗎？」

「你的親戚們會怎麼想？他們會說：『哦，那個馬丁啊，真的是大難臨頭各自飛啊。』」

「最好的方式是繼續撐下去。我只是覺得自己從未感到如此……孤單。」

尋求幫助是關鍵

　　組建照護團隊的第一步，有時也會是最難的一步，就是願意尋求幫助。你可能會覺得自己能夠獨自應對——或者你應該獨自應對——**但請記住：沒有人能夠獨自應對。向他人求助並不表示你軟弱或不負責任；相反，這表示你了解你所面對的困境，並且想要為你的親人提供最好的照顧。**照護者通常會因為尋求幫助而感到內疚或羞愧。如果你正在糾結於這些情緒之中，也許是時候尋求專業協助來幫助你處理這些情緒，這樣你就會有勇氣踏出第一步（參見第8章和第14章）。一旦你開口求助，你可能會驚訝地發現，家人和朋友多麼渴望幫助你。每個人在照顧患有失智症的親人時都需要支持。

　　尋求幫助有一部分是能夠自在地與他人分享你親人的病情。對於那些經常與朋友分享生活中重要事件的人來說，這種分享可能是一件容易且自然的事情。但對於本性比較注重隱私的人來說，分享可能會感到尷尬或困難。你可能不想讓別人為你的問題承擔太多。你的親人可能是一個很保守的人，所以你可能只是想尊重他們的意願。或者，你可能擔心如果透露診斷結果，你的人際關係也會受到影響。不論你猶豫的原因是什麼，一定程度的分享是必要的，這樣你才可以組建你的照護團隊，讓你和你的親人能夠得到所需的幫助。所謂的好朋友是能給予你支持。

讓家人和朋友一起加入

你的照護團隊必須從最了解你的人——你的家人和朋友開始找起。如果你已經與其他人或一小群人一起照顧你的親人，這就是你的核心照護團隊。如果沒有，想想是否有一個或幾個人可以與你合作照顧你的親人。一旦這個團隊成立，無論是否帶著你的親人，你們最好能聚在一起，討論你的親人需要那些幫助。然後你可以決定誰負責哪一項任務。在確定誰最適合哪項任務時，必須考量每個成員的優點和缺點、興趣和技能、居住位置（遠近）等因素。與核心照護團隊進行這些重要的討論，並在診斷後及早制定照顧計畫是很重要的——不要等到危機出現時才進行！

在某些情況下，你可能沒有照護團隊可幫得上忙。你可能是唯一能照顧你親人的人，或許你找不到有能力幫助你的家人和朋友。無論哪種情況，找到其他可以擴大組成照護團隊並提供幫助的人總是有幫助的。首先列出你和摯愛的所有家人和朋友的名單，不管你是否認為他們可能成為你的照護團隊的一份子。這些通常是已經知道你親人診斷結果的人，或者是你自在且願意分享這些資訊的人。他們是否住得近或遠並不重要。有了名單後，圈出至少三個人的名字，他們可能願意幫忙，即便是非常小的任務。如果你能圈出更多，那就太棒了！如果你發現自己只圈了一個名字，就從那個人開始。對於每個被圈出的名字，想想這個人可能可以做的任務，不論是大或小。也許名單上的某人願意每週（或每月）陪伴你的親人一小時，以給你一些屬於自己的時間。也許其他人願意陪同你的親人去看醫生。或是領取親人的藥物；或者每個月送一份餐。或幫你洗衣服；或修剪你的院子；或跑一個差事。

照顧患有失智症的人也可能提供結識新朋友的機會，他們可以在生病過程中成為有力的支持來源。加入照護者團體並參加專門為患有失智症及其照

護者提供的活動，這些提供了與其他人社交聯繫的機會，他們也正經歷著類似的情況。這些新朋友可能更能理解你所面臨的問題，因為他們正面臨許多相同的挑戰。關於如何處理一些困難的問題，他們可能能提供實際的建議和意見，因為他們可能已經是過來人了。而且你可能會發現，能夠根據你在照護過程中所學到的經驗，向其他人提供建議也會是有所收穫。

妮娜和馬丁的故事

「妮娜最近怎麼樣？」馬丁在關上郵筒時聽到鄰居的問候。他轉過身，看到鄰居正走向他。

「哦，她很好，挺好的。」馬丁回答道。

鄰居看著馬丁，友善地說：「記得我照顧我父親失智症時的時候，很少有一天是『挺好的』。」

馬丁忍不住笑了，他心裡想著：「這個人原來是過來人啊。」

「好吧。」他說：「妮娜最近過得有些不順。晚上經常醒來。」

鄰居點頭說：「我能幫什麼忙嗎？」

馬丁原本開口要說：「沒事啦！」但隨即又改口說：「你知道你可以幫什麼忙嗎？當我需要幾分鐘跑去商店買點東西時，我不太敢把妮娜一個人留在家裡。你覺得……我是說，你介意嗎……？」

「我很樂意過來陪伴妮娜，當你出門時。告訴我她喜歡什麼，還有那些她可能會惹出的麻煩。」

「太好了！」馬丁感激地說道：「我和兒子已經把這些都寫下來了。有你在那裡陪著，妮娜應該會沒事。」

———————⟨⟩———————

徵求鄰居的幫助

你和親人或許已在社區中與大家建立多年的情誼。你應該考慮與親近的鄰居分享親人失智症的狀況，他們可以提供一些支持和實際的幫助。鄰

居可以成為關注患者的另一雙眼睛，在你不在家時，或者你遠在他方時，留意那些你可能沒注意到的患者異狀。有些鄰居會樂意造訪你的親人，和他們一起在社區裡散步，或幫他們處理事情。鄰居可能會注意到你的親人在閒逛，並在他們迷路之前給予協助。或者，他們可以在你的親人在當地商店感到手足無措時提供幫助。對於位於遠距離的照護者來說，有樂意查看親人並提供你最新狀況的鄰居無比珍貴。

來自遠方的一臂之力

並非只有那些住得近的朋友和家人才夠格成為你照護團隊的成員。那些住得遠的人也能幫上許多忙，例如協調送餐服務、線上管理親人的財務狀況，以及幫助研究社區內能運用的資源。

非居家附近的照護團隊成員也可以規劃探望親人的時間。在探望期間可能無法完成所有照護相關的事情。請先列出此次探望的優先任務為何，確保最重要的任務能夠被完成。同時，對於照護團隊的這些成員來說，在探望間花點時間與你的親人建立關係，進行一些輕鬆愉快的活動也很重要。有關確保外出活動成功的具體概念和方法，請參閱步驟五。

在探望時，遠距離的照顧者可以通過電話和每部智慧手機都有的視訊通話保持聯繫。這些應用程式和網路通話通常免費。也有許多獨立的視訊通話技術平台可供選擇。遠距離照護者也可以透過電子郵件向住得近的照護者發送關心訊息和照片，然後讓他們可以與你的親人分享這些消息。

也許你是主要的照顧者，儘管你與親人相隔甚遠。儘管這種情況會變得更加困難，但只要附近有人可以協助進行那些需要親自完成的事情，就可以應對這種情況。住得近的照護者可能是朋友、鄰居、表兄弟姐妹、侄子或侄女，他們能夠帶你的親人去看醫生，並定期探訪他們。如果附近沒

有朋友或家人，當地的高齡個案管理師（geriatriccare manager）可以扮演同樣的角色；請參閱本章後面有關這些專業照護者的更多資訊。

　　當然，如果你的親人住得很遠，而附近沒有人可以幫忙，那麼，另一個選擇就是讓你的親人搬到你附近。（有關住房選擇的討論，請參閱第18章。）

　　最後，值得指出的一個距離的好處。當你幾乎每天都和某人在一起時，很難注意到細微而漸進的變化。這就是為什麼偶爾見面的人實際上可能比你更能注意到一些變化。

分享資訊並組建你的照護團隊

　　追蹤照護團隊的責任之一方法是使用共享行事曆，以便每個人都清楚自己該做什麼以及何時去做。行事曆的項目可以包括日常任務，如「停下來確實服用藥物」，還有去看醫生和與朋友共進午餐等預約。透過網站、電腦程序和手機應用程序等簡單的方式來共享行事曆。還有幾種免費的線上共享行事曆可供居家管理照護團隊使用。除了行事曆之外，這些網站通常還包括其他功能，例如發布需要支援協助的任務，允許團隊成員認領承擔自己能做的任務。另外可以考慮使用共享雲端硬碟、安全資料夾和其他數位工具來共享服藥清單、醫療提供者的電話號碼和其他多個團隊成員可能需要知道的資訊。使用共享行事曆、集中重要文件和使用其他組織工具以助簡化照護工作。

參加支持團體

　　除了能介紹你認識新朋友外，支持團體是你照護團隊中的重要一環。

他們可以為你提供有價值的資訊、教你一些相關的新技能、減少孤立感，並提供一段簡短的喘息時間。他們不會批判你，並且可以提供你發洩情緒的機會。支持團體通常分為三大類別——資訊性、技能建立和情感支持——儘管大多數支持團體有重疊的功能，但某種程度上大多還是能夠提供這些功能。

資訊性支持團體通常在時間上有限而且結構化，例如，每週1小時，持續8週。這些通常會由專業的失智症專家帶領，像是在教室裡傳授資訊。了解關於阿茲海默症和失智症的知識可以提高你提供照護的能力，並為將來的挑戰未雨綢繆。

技能建立性的支持團體著重於教授特定的技能或技巧，有助於應對特定的照護挑戰。這些支持團體包含資訊性的部分，類似前段所述。另外也包含互動性，教授並實踐特定的技能。組長和照護者之間的討論就能促進這些部份的學習。技能建立性的支持團體可以幫助你改善溝通、處理問題行為，以及應對情緒。儘管本書中討論了許多關於上述的技巧，但團體提供了個體化培訓的機會，有助於你將培訓應用於自己的狀況中，幫助你解決問題，並讓你與其他照護者建立關係和學習。

情感性的支持團體通常由一位主持人組織和帶領，並歡迎所有人加入，發表可能引發所有人興趣的開頭談話，並讓每位成員有機會介紹自己，談談他們的照護經驗。

這些支持團體不像上課那樣。相反地，這提供了照護者之間分享故事、互相提供情感支持以及提供自身經驗的建議和提示的機會。情感性的支持團體通常是持續的，沒有正式的開始和結束。找時間參加支持團體有時可能並不容易。也許你需要獨自留下親人在家去參加支持團體。或是可以問問支持團體的主辦人在支持團體進行的同時，是否也有提供給失智症

患者的看顧服務或活動，有時這種服務，可以給予你急需的短暫喘息。除了現場的支持團體之外，也有越來越多例如電話、視訊和線上支持團體的形式也是一種選擇，這樣可以免除到實體地點參加的勞煩，也不用擔心要撥出照顧親人的空檔時間。這些數位工具可能特別適合生活在偏鄉地區的你。（關於線上支持團體的更多資訊，請參閱本書末的補充資源。）此外，醫院和診所可能可以提供透過視訊平台參與支持團體的機會。詢問你的醫療提供者在你所在地區是否有提供這些服務。

最後，建立你的互助網的另一種方式是參加「記憶咖啡講座（memory café）」。更多資訊請參見第17章。

考慮尋求專業照護者的協助

根據你親人的需求，你可以考慮尋求一個或多個專業照護者的協助。高齡個案管理師是經過認證的專業人員，專門接受相關培訓，以評估、規劃、協調和服務失智症患者。他們的職責可能包括探索長期照護的選擇、尋找社區資源、促進聚焦敏感話題的討論，以及與你親人的醫療提供者進行協調。他們的教育背景可能包括社工、老年病學或護理。如果你是主要的照顧者並且居住在離親人有一段距離的地方，透過他們尋找和協調當地相關服務也是非常有價值的。

居家探訪護理師可以到你親人的家中給予藥物服用，並協助處理其他醫療問題，如傷口護理、血壓或血糖的常規監測。

居家看護可以幫助處理患者許多個人護理工作，例如幫患者沐浴和餵食。膳食送遞服務，例如「送餐上門」（Mealson Wheels），可以協助送遞營養豐富的餐點到你親人的家門口。

家務清潔助手可以到你的家中幫助處理洗衣、烹飪、輕度清潔等任務。許多社區現在都有高齡志工可以提供支援，例如「老安老」（Seniors Helping Seniors），他們可以陪伴和協助患有失智症的老年人。

妮娜和馬丁的故事

「兒子，你星期天來這裡幹嘛？」馬丁開門問道。

「我想來陪媽媽一會兒。」

「這很好，但你不能把全部空閒時間都花在這裡。」

「我知道，但爸……我在想。媽媽的腸胃和膀胱問題越來越嚴重了。當她認不出來訪者時，人們也不會想要再來了。也許她應該接受日間照護。」

「日間照護！她不需要這個。我可以在家裡照顧好你媽媽。」

「我知道你可以。但對你來說這真的是最好的嗎？」

「你是什麼意思？」

「你已經筋疲力盡了。你睡眠不足，我敢說你根本沒有時間照顧自己。」

「你以為你老爸應付不了。我告訴你，我能照顧好你媽媽。」

「爸，我知道你可以。但聽著，這對媽媽來說卻不是最好的。她需要走出家門，與其他人見面。」

馬丁看著兒子誠懇的眼神。他猶豫了一下，然後說：「但你覺得你的阿姨和其他親戚會怎麼說？他們會說我自己照顧不好妮娜。」

「他們說的對！沒人能獨自照顧患有失智症的人。」

———～∞～———

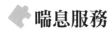 喘息服務

使用短期托護

我們已經提出了一些方法，讓你的照護團隊幫助你有喘息的時間，比

如安排外出活動、在家裡陪伴他們。我們還建議去諮詢有沒有同時可以讓你的親人和你都能參加的支持團體，以及如何尋求專業照護者的協助。這裡也討論到喘息服務（respite care），你的親人可以在你白天或整天不在家時參加該服務。

你可能對諸如此類的專業短期照護所需要的花費有所顧慮。雖然大多數健保補助不包括喘息服務，但有些機構會根據你的收入提供梯級費率的支付選擇，因此請記得詢問是否有此選項。一些志願組織也免費提供喘息服務。醫療保險、醫療補助、長照保險和軍人福利是喘息服務可能的補助來源。聯邦、州或地方組織可能提供財務補助。

考慮成人日間長照中心的日間照護計畫

成人日間長照中心提供你的親人每週一次或更多次的日間照護計畫。這些計畫通常對你們都有益處。我們通常建議從每週兩天開始，漸漸次數多到足以讓你的親人不再覺得陌生。大多數的中心會密切看顧您的愛人，提供刺激的活動和社交機會。此外，還可以幫助個人衛生清潔並協助服藥，甚至還提供職能和物理治療等額外服務。中心的工作人員資格會因地點而異，一些擁有護理師資格的工作人員，少數中心還有醫生進駐。由於成人日間長照中心各有不同，你應該多參觀幾個屬意的中心並仔細的提出想知道的問題，以幫助你確定中心是否符合你的需求。請確保該設施整潔、溫馨、吸引人、不雜亂，並有足夠空間滿足不同需求的活動。考慮以下問題，並參閱補充資源以獲取額外資訊：

✔ 該日間照護計畫是服務哪些階段的失智症患者？

✔ 該中心是否能容納使用輪椅、聽障和視障人士？

✔ 我的親人將多久接受一次評估，以了解他們的興趣、能力和需求？

✔ 該中心是否會評估醫療需求、認知功能和社交技巧？

✔ 中心是否提供牙齒、腳部、眼睛、耳朵和血壓檢查？

✔ 是否有醫師、護理師或其他醫療專業人員現場或待命？

✔ 該中心是否提供物理治療、職能治療或語言治療？治療師是否在場？

✔ 該中心是否能發放藥物或提供用藥提醒服務？

✔ 提供哪些活動？這些活動是否根據需求和興趣靈活調整？

✔ 該中心是否能協助梳洗、如廁、進食、淋浴和刷牙？

✔ 提供哪些餐食和點心？它們是否營養均衡？（可以試吃一頓餐食）

✔ 該中心是否為家庭提供支持團體或其他幫助？

✔ 工作人員與患者的比例是多少？

✔ 該中心的工作人員是誰，他們有什麼證照資格？是否使用志工？

✔ 員工是否接受了針對失智症的專門培訓？

✔ 該中心的所有者是誰？中心運作多久了？中心是否獲得認證？

✔ 中心的營業時間為何？患者必須至少參加幾個小時？關於遲到或缺席的相關規定為何？

✔ 每天的費用是多少？接受哪些付款方式？是否提供財務補助或梯級費率？特殊服務是否需支付額外費用？

✔ 該中心是否提供額外收費的交通服務？

過夜照護

有時候，你可能需要更長時間的喘息服務，例如在你旅行時、需要照顧自己的身體健康、暫時放下照護的責任，或是出於其他原因。在這些情況下，讓你的親人在長照機構度過一晚或更多天可以是一個明智之舉。除了能幫助到自己之外，住院式的短期照護也可以讓你的親人體驗到一些不

同的環境，並且有機會建立新的友誼，並讓他們在回家時感受到一個重新恢復活力的家庭。

幫助親人適應喘息服務

　　雖然有時會有緊急情況，但在可能的情況下，我們建議你幫助親人適應喘息服務。試想一下，如果你突然被置於一個陌生的環境，沒有任何認識的人，而且也不知道為什麼自己在這裡或想要知道親人在哪裡，那你會有什麼感受。若沒有充分的準備，喘息服務可能會讓親人感到困惑、焦慮和驚慌。因此，我們建議以下方式。

　　首先，與親人討論這個過度期。我們通常建議將這種短期照護計畫稱為「俱樂部」（適用於日間照護計畫）、「旅館」（適用於過夜的短期照護），或使用其他能描述但不會嚇到親人的名稱。向親人解釋你想要去「俱樂部」或「旅館」了解一下他們的服務。與他們一起前往那裡，一同進入，然後坐下來，與工作人員和其他相關人士聊個15到30分鐘。隔天再去一次並多待一會兒，也許待個一個小時。在那次的某個時間點，告訴你的親人你要離開幾分鐘去上廁所，讓他們與工作人員參與活動或交流5到15分鐘。隔天再次拜訪，花上10到15分鐘確保親人感到舒適自在。跟親人說你需要處理一些事情，稍後再回來。接著等到30到60分鐘後再返回，整個拜訪時間延長至約2小時。下一次再以相同方式進行，但這次跟他們說你的事情可能需要更久的時間；將他們留在那裡一整天。如此一來，你已成功地讓你的親人適應了短期安養照護。如果需要接送服務，也可使用類似的方式，如果他們不願意在沒有你陪伴的情況下搭乘，那就陪同親人一起乘坐。

善用全國性和社區性的相關組織

　　許多國家都有致力於幫助阿茲海默症和其他失智症患者及其照護者的
全國性組織。除了有網站提供資訊、線上支持團體和電話服務熱線外，這
些組織通常在當地也會設有分會，提供眾多資源，可能在你所在社區或附
近就有這樣的組織。你當地的社區中心和宗教團體也可能為你和失智症患
者提供資源。

與親人的主治醫生交流

　　最後，你親人的主治醫生也應該是你照護團隊中的重要成員。根據他們
的專業領域、培訓和經驗（以及診間中的其他工作人員），醫生可能扮演主
要的引導角色或具支持性的次要角色。無論哪種情況，醫生及其團隊應始終
樂意解答你所有可能的問題，並在你對親人的疾病擔憂時進行評估。

　　你可能觀察到親人的主治醫生似乎不再有時間關注他們，或者只想
專注於醫療問題上，而非失智症的狀況。或者也許他們長期合作的主治醫
生非常出色，但你發現你的親人無法在居家附近獲得同樣的醫療關照。每
當你感到你的親人未獲得醫生所需的關愛與照顧，我們都鼓勵你隨時表達
意見。如果表達意見不足以改善情況，可能就要尋找其他醫生的協助，也
許可以去找那些專門治療失智症的醫生。老年病學專家也是一個不錯的選
擇，如果你所在地區有例如行為神經學家、老年病學醫生或神經精神科醫
生之類的專家的話，也會是不錯的選擇。

總結
沒有任何一個人可以獨自應對照顧失智症患者的挑戰。在診斷後早期建立強大的照護團隊對你的健康和提供親人最佳照顧上是至關重要的環節。透過與家人、朋友、鄰居和專業照護者合作，你可以減輕負擔、減少孤立感，為你和你的親人創造一個更健康的環境。親人的主治醫生也應該是一個提供協助的來源。支持團體除了提供情感支持外，還可以為你提供相關訊息和重要技能。無論是日間照護計畫還是過夜照護，諸如此類的喘息服務可能會為你帶來無價的的支持。致力於阿茲海默症和失智症的全國性組織也可能是一個明智的選擇。

讓我們看看一些例子來說明在本章學到的知識

Q 你自母親被診斷患有阿茲海默症以來就一直在獨自照顧她。起初感覺還行，但現在你開始懷疑自己能夠堅持多久。你感到疲憊和不堪重擔，但不敢求助。難道你就是得獨自照顧她嗎？

A ─ 不，沒有人能夠獨自照顧失智症患者的眾多需求。這肯定需要其他人的幫助。尋求幫助並不是軟弱的表現，這對於你和親人的福祉至關重要。建立照護團隊的最佳時機是在診斷後的早期階段，但開始的時間永遠都不會太晚。今天就與家人、朋友和鄰居聯繫。同時考慮專業的資源。

Q 在你的丈夫被診斷患有阿茲海默症後，你們兩個特意與最親近的人坐下來，談論可能需要的幫助。你很感激身邊有朋友和家人的幫助，但他們之中沒有人真正懂你正在經歷的事情。轉變身分成為一名照護者對你來說真的很困難。在你的社交圈裡，你是唯一一位有親人患有失智症，因此你常常感到孤獨。

A ─ 即使有朋友和家人的支持，當周圍的人沒有共同經歷過照顧失智症患者的經驗時，也可能會讓事情變得棘手。支持團體提供了一個絕佳的機會，讓你能夠遇到其他正在經歷相似經歷的照護者。加入支持團體可以讓你有機會討論與自己有共鳴的挑戰和情感，同時提供彼此情感上的支持以及分享建議和策略。全國性組織的區域分會以及當地的老年中心都是在地尋找支持團體的好線索。如果你難以外出參加支持團體，還有線上互助社群可供選擇。

維持你們之間的關係

　　我們從步驟一開始了這段旅程，並更詳細地了解何謂失智症。在步驟二中，我們了解到為什麼失智症會引起問題，以及如何應對這些問題。步驟三向我們展示了藥物有可能幫助或加重問題的發生。在步驟四中，我們學習到如何建立我們的照護團隊，以及如何照顧團隊中最重要的成員──你自己！我們在步驟五的目標是幫助你找到方法，與你的親人建立關係，即使他們罹患失智症也能維持感情。我們首先會討論為什麼花時間與他們參與愉快的活動來保持關係健康是如此重要，並提出了一些規劃有趣且能使彼此都愉悅的活動上通常需要考慮到哪些因素。然後，我們會著重在一些不同的體驗上，這些體驗可以促進你和親人之間的關係，並在你們之間的關係中繼續找到樂趣。

第16章

連結很重要

　　你和親人之間照顧彼此的經驗早在失智症發病之前就已讓你們建立長久的關係了。為了給予親人最好的照顧，重視培養這份關係是相當重要的。在失智症發病之前，你可能是他們的子女、兄弟姐妹、配偶或朋友。記憶、語言、行為和身體功能的變化可能讓你難以感受與他們的連結。在失智症的前提下，你和親人之間的關係將會有所改變。不幸的是，許多照護者和他們的親人常常過於專注於疾病本身、或隨之而來的變化以及需要處理的瑣事，以致於忘記放慢腳步，享受彼此的陪伴。這種喪失的愉悅感可能會讓你和親人難以建立連結，同時可能會導致你們雙方的憂鬱、焦慮、挫折和易怒情緒增加。在這一章中，我們將討論如何策劃愉快的活動，以最大程度地增加它們成功和皆大歡喜的機會。

傑克和莎拉的故事

　　莎拉在洗菠菜時看著傑克在客廳看電視。她無法確定他的眼睛是睜開還是閉著。她心想著曾經強大、能幹、有自信的父親怎麼會變成現在這樣。

　　她想著：「他已經回不去了。」當她用手背擦掉眼淚時說：「他已經不再是以前的那個人了。」

　　「晚安。」傑克在晚餐後說道。「我要上床睡覺了。」

　　「爸爸，才7點半，你不想玩牌嗎？」

　　「不用了，孩子，我累了。我要準備睡覺了。」

　　莎拉聽著傑克的腳步聲在樓上漸行漸遠。

「為什麼爺爺不再想跟我們玩牌了呢?」

莎拉嘆了口氣才回答:「對他來說,記住已經出過的牌可能太難了。」

「好吧,但他為什麼這麼早就去睡覺?」

「我想他可能很無聊。他沒事可做,所以就看電視早早睡覺。」

失智症中的關係變化

在照顧失智症患者的過程中,你與他們之間的關係依然重要。與那些沒有健康關係的人相比,有著強大、健康關係的照護者通常負擔比較少。維繫關係的最佳方式之一是追求能真正讓你們享受的活動!此外,失智症患者在與親人進行愉快活動時,也會減少發生問題行為的狀況。在面對失智症時,想像與親人真正享受快樂似乎不可能,但這其實可以實現。這也許是你作為照護者面臨的最大挑戰之一,但也是最重要的挑戰之一。

在失智症診斷後,你和親人的其他人際關係可能會發生變化,一些關係可能會更緊密地維繫住,而也有一些關係可能會變得疏遠。大約有三分之一的失智症患者表示,他們在診斷後失去了不少朋友,這是許多失智症患者和照護者不願意向朋友(甚至家人)透露罹患失智症的原因之一。然而,也是有機會結交到新朋友,例如在支持團體中遇到的人。

正在衰退的能力和興趣

有時候,隨著失智症的變化,你和親人原本覺得有趣的事情可能變得具有挑戰性,甚至變得不可能完成。那你可能需要保有創意的思考,找出新的方法來享受彼此的陪伴。找到其他令人愉快的活動來取代舊活動非常

重要，否則你的親人可能會感到孤獨和沮喪。

首要之務是選擇一個合適的活動。在失智症的早期階段，你的親人或許仍然能夠做許多在診斷之前所做的事情。但隨著時間的推移，記憶、思考、行為和身體功能的變化可能會使那些事變得不那麼開心，且更加難以進行。在失智症的中期，你的親人可能需要直接的幫助才能參與某些活動，有些活動可能完全無法完成。在後期，你的親人仍然應該能夠參與一些愉快的活動，但它們必須相對簡單，並且需要做出的選擇也較少。透過一點點的創造力和思考，便能夠調整舊活動來適應新的技能水平，或者在疾病發展過程中找到合適的新活動以滿足變化的能力和興趣。

首先，想一想你的親人在被診斷出失智症之前對什麼事感興趣。他們的愛好是什麼？他們的工作是什麼？你們在一起做過什麼？然後，想想有哪些方法可以根據新的技能水平來修改舊活動。例如，也許你曾經和親人一起玩橋牌，直到他們記不住主牌為止。現在，坐在一起玩撲克牌接龍遊戲或者簡單地將牌分類可能會很令人放鬆且愉快。

還有機會參與新的活動。也許你的親人從未對藝術表現形式（如繪畫或素描）感興趣。現在或許是探索按照數字繪畫或參觀博物館的時候了，看看這些活動是否能成為你們共同享受的活動之一。

取得主導

就像我們在步驟二中討論的那樣，由於大腦中正在發生的變化，你的親人可能更難主動發起活動和對話。他們可能失去了一些主動性和積極性。這並不意味著他們對參與活動不感興趣或無能力，只是代表這可能需要你主動規劃活動並鼓勵他們參與。

與你的親人討論他們會喜歡做的事情，或提供幾個建議以供他們選擇。如果他們無法做出決定，請你主導並決定活動。將計畫好的活動放在行事曆上，這樣你的親人就知道詳細計畫並期待即將到來的活動。如果他們無法閱讀，可以在行事曆上貼上圖片。讓親人知道他們的行程安排也可以減少參與這些活動時的焦慮和壓力。

傑克和莎拉的故事

決定好想要和父親好好玩得盡興，莎拉正開車帶他去博物館參觀陶器收藏品，然後到運動體育館觀賞曲棍球展。

交通堵塞得很厲害，莎拉心想著，同時在方向盤上輕敲。真不敢相信我忘了這個橋樑在施工。

終於在下午4：30停好車。

「我們運氣真好！博物館5點才關門，」莎拉說著趕緊去買票。

幾分鐘後，她沮喪地回來了。

「他們不賣票給我們，因為離關門只剩不到30分鐘。」莎拉說。「但我們可以去看曲棍球展。運動館到晚上7點才關門。」

「沒錯！」傑克熱切地說，但也打了個哈欠。

他們開車穿過城鎮，在大約下午5：30抵達運動館。

「好了，這肯定會很讚的，對吧，爸爸？」

莎拉轉頭一看，發現父親已經睡得很熟了。她心想，我忘了他總會在這個時間小睡片刻。

提早規劃

除了在決定活動方面需要主導之外，事先規劃好活動的細節也是很有幫助的。例如，假設是在戶外進行的活動，你可能要提前計畫最方便的抵達方式：是使用大眾運輸交通、自己開車、搭計程車，還是使用汽車共

乘應用程式。提前查好停車場也有所幫助。（如果停車位置比較遠，是否有接駁服務？）查看設施地圖、找到廁所、輪椅無障礙通道，以及吃飯喝水的地方。你可能要了解是否有攜帶零食的規定。一些場所提供借用輪椅或特殊輔助設備，幫助你在設施內移動（例如博物館提供的耳機設備，嚮導你觀看的展品）。有些博物館會有免費入場的特定日期和時間。你還可以通過當地圖書館、老年中心或其他單位獲得特定設施和活動的免費通行證。在前往新地點之前規劃好參訪的細節，可以減輕你們對新地點的焦慮，使你們的參訪更加愉快。

先從小活動開始

如果你正試圖嘗試一個新的活動，或者是一個你很久沒做的活動，從小活動開始是很有幫助的。例如，不要試圖出門整整一天，可以先從半天開始，甚至只是半小時。如果進展良好，你可以進一步增加活動時間。同樣地，與其出遠門，不如先從附近的活動開始。一旦你成功完成了這些小活動，你可以冒險嘗試更多。你的成敗將成為教導你如何應對未來的新活動的良師益友。

🔶 考慮時間因素

你可能已經注意到，你的親人有些時段比其他時段更清醒和活躍。這些時段可以幫助你的規劃更成功。許多患有失智症的人似乎在上午接近中午或下午一開始時狀況較佳，但隨著接近傍晚至夜晚，問題可能會隨之增加（見第9章日落症候群的討論）。有些人一天之中可能會在警覺度和清醒度上搖擺不定，或許就會增加規劃活動的挑戰性，你可能需要盡力嘗試

不同的時段，看看哪個時段適合你們。如果你計畫在戶外進行活動（如去博物館或看電影），你可能不僅要安排在適合親人進行的時段，還要規劃在不太擁擠的時段或平日，以避免過度刺激。

順應變化

　　有時你可能已經精心計畫了一個很棒的活動，仔細考慮了要做什麼以及何時做，但實際情況卻與你預期的不同。也許你的親人拒絕參與該活動；也許他們一開始跟著你的安排走，但後來開始分心，對其他活動表現出興趣，或者中途決定要停止。也許你精心規劃了一個新活動，但令你沮喪的是，他們顯然不喜歡它或對它不感興趣。這樣的經歷可能會令人失望，但重要的是要以開放和靈活的心態參與所有活動。不要執著於某個特定的活動。要準備好「隨遇而安」的心態。如果你需要離開某個地方，只因為你的親人不開心或是出現問題行為，請不要強求，就離開吧！如果事情似乎進展不順利，有個備案或是撤退的計畫也會很有幫助。例如，買靠走道位置的電影票或劇院票，這樣在需要時就可以輕鬆離開。最重要的是專注在享受與親人在一起的時光，即使事情不如預期般地進行。

傑克和莎拉的故事

　　傑克在場邊來回走動，對孫女和她的隊友們大聲鼓勵。

　　「你打得很好，今天的比賽很棒。」傑克說，當他們坐下來吃午餐時。「這是多年來我玩得最開心的一次。」

　　「謝謝你來幫我加油，爺爺！」

　　「當然！我還記得以前你足球訓練後我接你回家的情景。」傑克說。

　　莎拉注意到他在笑，這是幾個星期以來的第一次笑。

―――――◦◦◦◦◦―――――

🧩 活在當下

很多人認為活動必須是獨特的、特別的、昂貴的，或是不同於我們的日常生活才會開心。但不要忘記，有許多簡單、免費的活動可能非常適合你的親人，而且家人們也會覺得很有趣。觀看當地體育賽事、拼圖遊戲、隨著收音機播放的音樂搖擺、散步，還有餵鴨子等等活動也許聽起來不太刺激，但當你專注於每一個時刻時，所有人都能享受其中。

🧩 不要放棄

如果你打算和親人一起做一些愉快的事情，但結果並不如你計畫的那樣，請不要灰心。繼續嘗試吧！即使一個活動不成功，還有許多其他活動可以嘗試。每一次經歷都是一次了解你和親人關係的新機會。有一天可能不會如計畫般順利，但下一次也許會的。在為患有失智症的親人安排活動時，會是一個不斷變動的過程，但最重要的是不要放棄！

總結
儘管失智症存在著種種挑戰，但與親人保持愉快且深化的關係依然很重要。參與開心的活動是維繫關係的好方法。這些活動還可以幫助減少問題行為，提高情緒，甚至改善親人的身體功能。和親人一起參與活動也有助於減輕你的負擔和壓力。雖然你的親人可能無法像失智症前那樣做一些他們喜歡的事情，但仍然有各種活動可以參與。有一些活動可能是拿以前喜歡的事情再重新規劃，而有些可能是全新不曾做過的事情。我們鼓勵你定期花時間和親人一起享受在活動之中。

讓我們看看一些例子來說明在本章學到的知識

Q 你以前每天晚上都和親人下棋，但他們現在無法記住棋步。別說開心了，下棋已經成了令人沮喪和不愉快的事情了。

A 隨著失智症的進展，你的親人將難以做以前那些喜歡的事情。因此，過去的愛好和興趣可能變得不那麼愉快。找到調整這些舊活動的方法會是一個好選擇。例如，與其真正去動腦下棋，不如只是一起在棋盤上移動棋子可能會更有趣。或者試試其他更簡單的棋盤遊戲，例如跳棋。你還可以嘗試一些以前他們沒興趣的新活動。也許他們現在會喜歡素描、繪畫或雕塑一組西洋棋。有時，失智症會提供一個尋找新興趣和娛樂方式的機會，這些事情可能患者在患病前是從未考慮過。

Q 你帶親人去看電影，但並不順利。電影院擁擠，他在座位上感到不舒服，在電影途中，你得跨越10個人才能去廁所。你覺得下次不會再來看了。

A 當你試圖與您的愛人做一些有趣的事情卻事與願違時，這可能是很糟糕的體驗。但當你回到家時，心情平靜、輕鬆且恢復正常時，你可以回顧一下，找出問題所在，並在下一次又遇到同樣活動時有所調整。也許你發現你得在不太擁擠的平日去看下午場的電影。也許你需要選擇一個有更舒適座椅的電影院。也許你只需要坐在影廳後方座位的邊側，以防需要提前離場（也許如果你提前與經理談談，他們甚至可以為你預留這些座位，或者選擇可以在線上預訂座位的電影院）。

Q 你希望與親人進行有趣的活動，但你每天忙於烹飪、清潔、洗衣和幫忙他們如廁，24小時忙個不停──更不用說去預約看診了──你根本沒有時間。

A 我們知道你的時間被各種需求占用，甚至增加一項活動可能就會讓你感到壓力。但是，將繁瑣的事務暫時擱置，和對方一起享受一些樂趣是關鍵──研究表明，如果你這樣做，你會成為一個更好的照護者！除了能幫助你維繫關係之外，參與愉快的活動還可以減少問題行為，提升情緒，改善親人進行日常生活活動的能力。這也可以幫助減輕你作為照護者所感受到的壓力和負擔，改善你的情緒，促進你的健康和幸福感。

第17章

維持關係的祕訣

有許多活動可以讓你與親人一起享受，以維繫你們的關係，選擇真的族繁不及備載！你選擇的活動應該取決於自己的興趣、你擁有的時間、你可以安排得到的活動，以及考量許多其他個人因素。除了你喜愛的那些既有的舊活動之外，也別忘記考慮一些新的活動。

參觀記憶咖啡廳

記憶咖啡廳是你和患有失智症的親人可以同行並且不怕被拒之門外的地方。許多記憶咖啡廳會提供教育性講座，有些則專注於各種活動，從手工藝和繪畫到唱歌和跳舞。它們不是一個讓你把愛人扔下不管的地方，而是可以一同享樂的地方。請在網路上搜尋「本地的記憶咖啡廳」，可能就在你家附近。

博物館

造訪博物館是與你的親人維繫關係的一種絕佳方式，正如我們在第16章中提到的那樣。不同的展品可能會引發你們對作品的討論，並促使您的愛人分享他們過去的個人故事。參觀博物館也是社交和結識新朋友的好方式。許多博物館都有特定為了失智症患者所設計的專案。請聯繫當地的博

物館，或查看它們的網站以獲得更多資訊。如果你和親人都喜歡博物館，也可考慮購買一年的會員資格，這樣便能隨時前往，而且你也不必覺得必須得待久一點才划算，通行自如對於你們是更「物超所值」的。

參觀博物館（或類似場所）一般會建議避免匆忙，每次只專注於一個展區或展品，並透過提問以增加討論和與媒材之間的互動。某家博物館提出了五個能提升參觀體驗的步驟：

1. 默默觀察藝術品而不發言。
2. 描述藝術品，提出問題，例如：「你在這幅畫中看到了什麼？」
3. 解釋藝術作品，考慮藝術家的意圖和歷史背景。
4. 將藝術品與自己的生活經驗聯繫：分享你的意見和相關故事。
5. 總結你對作品的想法。

如果這些步驟對你來說過於複雜，不要為此煩惱，這只是建議而已。請去參觀博物館，並隨心所欲地交流。

妮娜和馬丁的故事

當奏鳴曲的開頭響起時，馬丁緊張地看著妮娜。

在曲子進行到一半時，妮娜大聲說：「我要走了。」幾個人轉過頭來看著他們。

馬丁擠出笑容掩飾自己的失望，幫助她站起來。「不好意思，打擾了」，他一遍又一遍地低聲說著，他們沿著座位排走到通道。

「我們再也不去聽交響樂了。」馬丁隔天告訴兒子。

「爸，重要的是你試過了。這次沒成功也沒關係。下次試試別的。」

隔週，妮娜坐在沙發上閉著眼睛。馬丁把唱片放在舊的唱片機上，音樂開始播放：

> 在太陽之東，在月亮之西，
> 我們將建造一座愛的夢幻屋，親愛的。

妮娜開始輕拍著腳。馬丁坐在她旁邊，握著她的手。

> 你和我，永遠不分離，
> 愛不會消失，我們會保持這樣。

妮娜試圖站起來。馬丁幫她站穩，兩人緊緊擁抱，隨著音樂搖擺。

那晚躺在床上，馬丁聽著妮娜平穩的呼吸。你成功了，他想。至少，你暫時找回了那種感覺。他察覺到自己的枕頭濕了，馬丁，你為什麼哭？你應該高興才對。但他知道自己為什麼在哭。他忘了和妮娜作為夫妻一起共度美好時光，而不只是作為一名照護者和一位患有失智症的人。

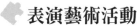

表演藝術活動

前往劇院觀看戲劇、交響樂、芭蕾舞或音樂會對每個人來說都是有趣的事情。劇院活動能促進人們進行討論，同時激發過去的記憶和故事。有些表演比較被動，比如坐著觀賞一場戲劇或交響樂，而其他有更加活躍的活動，例如有音樂的場合，你可以拍手、踏腳或跟著唱。不妨考慮一些新的表演以及你所熟悉的戲劇和音樂選曲，這些可能是你愛人過去喜歡的。一個針對患有失智症者及其照顧者的特別交響樂計畫發現，這項計畫提高了患者的警覺性、參與度、情緒、社區感和接納感。同時，它也增進了患有失智症者與他們的照顧者之間的互動。

電影

　　你可以在外出或在家中享受和親人一起觀看電影的感覺。對於患有失智症的人來說，觀看曾經喜歡的電影可能會特別有感覺。不要覺得必須看完整部電影才行——只需要在一次坐下來的時間中享受那些能讓你的親人感到舒適的片段即可。你也可以在網路上觀看所選電影的短片段，並和他們討論這些片段。除了在家中觀看電影平台外，別忘了大多數的圖書館都能出借大量的老電影，你可以借回家觀看或免費下載。

　　當外出觀看電影時，白天的場次放映通常觀眾會較少，可能比其他時間更適合你們去看。一些小型的本地電影院有經典音樂劇的「眾人大合唱」活動，他們可能會喜歡。一些電影院甚至有專為失智症患者和他們的照護者設計的活動企劃。在網路上搜索，看看你附近是否有這樣的企劃。

音樂

　　有許多方法可以將音樂融入你的生活中。對於失智症患者說，音樂具有一種優勢，那就是它總是能提供「當下」的感受。通常並不需要記憶就能享受音樂。不管是放著當背景音在聽、跟著音樂拍手、踏腳，還是和你的愛人一起唱歌，音樂都可以成為一個愉快的活動，促進親密感、感情和健康。

　　播放你的親人喜歡的音樂。透過音樂來營造氛圍。輕鬆的音樂可以用來撫慰，而更有節奏感的音樂則可以用來激發活力和情緒。鼓勵他們跳舞、拍手和唱歌。就像我們在第9章中討論的那樣，一旦你找到了一些他們喜歡的音樂，不妨用你的手機、電腦、CD或卡帶製作一些播放清單。不知

道怎麼在你的黑膠唱片上做到這件事？找你懂科技或音樂的朋友和家人幫幫忙吧。

如果你的愛人以前會彈奏樂器，即使在他們病情發展的後期，出現其他能力逐漸衰退的情況下，仍然可能享受演奏。對於從未演奏過音樂的人來說，用手持樂器演奏音樂、唱歌，或者假裝指揮一個樂隊可能是一種有趣的方式。

最後，你甚至不需要外部的音樂來源。你可以一起唱自己的歌曲，或者在完成任務（比如洗澡或穿衣）時編造歌曲來唱給你的愛人聽，這樣可以使任務更加愉快，減少令人不安。在照護時對著患有失智症的人唱歌已經被證明能夠減少問題行為並能增強溝通。

妮娜和馬丁的故事

「兒子，這是什麼？」馬丁問道。

「我找到了一些舊的藝術和手工藝品的材料。」他提著兩個大購物袋走進前門說道，「我想你和媽媽可能會想一起使用它們。」

「嗨，媽媽。」他把袋子放在廚房，給了他媽媽一個擁抱。他開始從袋子裡拿出材料。很快，廚桌上擺滿了彩紙、膠水、冰棒棍、羊毛氈、馬克筆、毛線、珠子、舊鈕扣和一些布料碎片。

「等等，兒子！」馬丁開始說道，「我感謝你的用心，但你媽媽和我不喜歡這種幼稚的東西。」

「來吧，爸爸，試試看。」

馬丁張嘴要回答，但隨後注意到妮娜一隻手拿起一個鈕扣，另一隻手拿起一塊毛氈。她把它們小心地放在彩紙上，然後抬頭看著馬丁。

「做得很好，親愛的，」馬丁笑著說，儘管他對自己的笑容感到驚訝。「我猜你在日間照護時也會做這些，對吧？」

妮娜笑著點頭，同時伸手拿起一些毛線和一根手工雪條棒。

———— ∞◦⬦◦∞ ————

藝術與手工藝

從事藝術和手工藝可以為失智症患者提供表達自己、做出獨立決定、獲得成就感，並幫助保持運動技能的強度。不妨可以考慮繪畫、素描、製作卡片、製作剪貼簿、拼貼畫和著色書等活動。事實上，現在似乎到處都可以找到成人專用的著色書，涵蓋從雛菊再到恐龍等各種設計主題。這種相對新穎的成人娛樂活動中，內在蘊含了一種相信創作藝術有益個人情緒的信念。甚至有一些研究表明，著色活動能減輕各年齡段人們的焦慮情緒。

你可能需要示範或口頭指導他們開始一個項目。在進行藝術和手工藝時要考慮到安全問題，使用安全剪刀、無毒膠水和顏料等。你可能會發現，較大的工具更容易讓你的親人操作。藝術和手工藝的一個好處是，你不用一定得完成，也不需要做成特定的外觀，重要的是活動本身，而不是最終成品。這些創作可以作為交談的話題。你可能想用牆壁或架子展示藝術品，作為你們共度美好時光的回憶。希望你們能在創作過程中玩得開心！

運動

我們在第8章和第14章中討論過運動對大腦有益，有助改善情緒和減少失智症中的問題行為，這對你和你所愛的人都有好處。這裡強調運動也可以成為一項愉快的共同活動，增進你們的關係。

步行是最好的鍛煉之一，因為它是免費的活動，而且通常容易被接受。此外還有益促進對話、事情處理，並與大自然連結。也可以和你的親人一起做伸展運動、普拉提運動和太極。如舞蹈、瑜伽和水中有氧運動等

運動課程，亦能增加與他人社交和交新朋友的機會。許多醫院和醫療中心都提供針對老年人，包括失智症患者的運動課程。請在當地的YMCA或社區中心尋找健身的機會。一些購物中心為老年人提供免費的室內步行計畫，這在寒冷的天氣裡對你和親人可能都是一個好選擇。在開始任何新的運動計畫之前，你和親人都要先向醫生諮詢，但由於有各種各樣的運動選擇，你應該能找到適合你們的運動方式。

大自然

與大自然連結可以是你和親人另一種愉快休閒的方式。在當地公園散步或行走在森林小徑，既能鍛煉身體又能欣賞大自然美景。甚至在花園裡慵懶地待一陣子，也都被證實可以減少失智症患者的行為症狀。園藝、觀鳥、採蘋果和參觀農場觀賞動物都是你們可以一起享受的大自然活動。

SPA、美容院和理髮店

許多人喜歡去SPA、美容院或理髮店，這也可能是你和親人樂在其中的活動。專業修剪護理、磨光和指甲油護理都可以成為有趣且放鬆的活動。或者使用豐富溫暖的刮鬍泡和剃刀剃除臉上雜毛；又或者可以嘗試大多數人都喜歡的按摩，你們可以依照需求選擇輕重力道。每個人都喜歡有一個整潔的造型。

親密的肢體接觸

用一個擁抱來問候你的親人，或是勾肩搭背都能傳遞溫柔或心意。

散步、觀看表演，輕鬆愜意地手拉著手。如果患者是配偶和伴侶，包括接吻、觸摸和性交在內的親密性接觸通常是維繫感情關係的重點。

作為促進關係的一種方式，親密肢體接觸的重要性通常被忽視和低估。研究表明，隨著語言能力的減少，對於失智症患者來說，親密肢體接觸特別重要。透過觸碰身體進行互動溝通是少數能成功維繫關係的途徑之一。

觸摸

充滿關愛的觸摸可以改善血壓、疼痛、情緒和態度。對於失智症患者而言，觸摸也已被證實能夠減少焦慮和行為問題。觸摸會刺激一種名為催產素的激素釋放，這種所謂的愛情激素有助於產生移情、信任感和建立關係。有許多不同形式的觸摸可以融入在你與親人的互動之中。日常可進行的觸摸包括拍打手臂、牽手、擁抱和梳理頭髮。你也可以嘗試更有針對性、有意識的觸摸，比如背部按摩或足部按摩。應該記住，不是每個人對觸摸的感受都一樣。對於一些失智症患者來說，觸摸可能不得他們的心。觸摸時取得口頭同意是其中一種確保他們喜歡被你觸摸的方式。有時可能不是那麼容易取得患者的口頭同意，那麼也可以尋求其他的非語言的同意信號，例如親人回應觸摸、主動觸摸、有眼神接觸、緊張感減緩的表現、發出聲音或面部表情等表示感覺平靜、舒適和愉悅的表現。在得到同意的情況下，觸摸可以是與親人維繫關係的一種愉快且簡單的方式。

莎拉和傑克的故事

「讓我釐清一下，醫生要我向醫學系的學生講述患有失智症是什麼感覺？我甚至都不會拼『失智症』啊！」傑克說。

「這不是重點。」莎拉說。「他們想讓你解釋當自己出現記憶問題、常忘記關瓦斯爐、無法駕駛時是什麼感覺……他們只想讓你說說自己的故事。」

「說說講我的故事？這我倒是沒問題！」

莎拉自顧自地微笑，她很高興自己找到了一個可以和父親一起做的活動，也為他的生活帶來了一些意義。

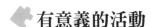

有意義的活動

健康的人會感覺到生活有目的，可以降低患上阿茲海默症的風險，同時作為一種對抗認知衰退的保護因素。對於失智症患者來說，有目的感可以減少憂鬱，提高對生活的滿意度。作為照護者，你可以幫助你的親人找到有意義的活動，這些活動可以賦予他們目的感。你也可以參與並享受這些活動，為你們增添生活中的意義。

參與研究就是其中之一。根據我們的經驗，照護者和他們的親人參與研究可以帶來目的感，讓他們透過貢獻於科學和潛在的失智症新治療方法，幫助自己的社區和未來的一代。請參閱本章節的下一節以獲取更多有關參與研究的資訊。

另一種有意義的活動是參與志工計畫和支持團體，以讓更多人了解失智症。一些大學有專門將患有失智症患者與正在接受培訓的醫療專業人員配對的計畫。這些計畫可以幫助培訓者更正確地了解患有失智症的經歷，提高他們的溝通技能，並培養對治療老年人的職業機會熱情。

　　你和你的親人也可以參與與失智症無關的志工服務，比如在餐廳的廚房工作。在面對失智症時，有很多方法來培養生活中的使命感、意義感和喜悅感。

參與研究

　　許多失智症患者都很感激可以經由奉獻自己的時間來參與研究或推廣，透過努力幫助推進失智症治療研究和幫助下一代而獲得使命感。你和你的親人可以參與許多不同類型的研究，包括新藥物和診斷方法的臨床試驗、研究非藥物治療方法，如記憶輔助和體能鍛煉，以及找到最佳的治療方法來支持所有的失智症患者和他們的親人的研究。有一些研究只需要短期參與，可能只需要一兩個小時，而其他研究則會在幾個月或幾年內追蹤你和你的親人的狀況。有很多種方式可以了解哪些研究機會適合你，包括由國家衛生研究院資助的阿茲海默症研究中心以及阿茲海默症協會的「Trial Match」。

總結
有許多活動可以和你的親人一起享受。參觀博物館、觀賞劇院、觀看電影和聆聽音樂只是其中的幾種。你們可能都喜歡享受一次按摩、在大自然中散步或填寫成人色彩書——即使在以前從未嘗試過這樣的消遣。運動對每個人都有好處，也是與你的親人共度美好時光的一種絕佳方式。大多數人都喜歡人與人之間的觸碰和溫暖，對於夫妻來說，性親密關係可能是你們關係中的重要方面。最後，參與有意義的活動，包括研究、倡導和為他人提供支持，可以為你和你的親人提供重要的生活目標感。

讓我們看看一些例子來說明在本章學到的知識

Q 我有興趣和父親一起嘗試藝術和手工藝,但我不知道他最喜歡哪種活動。
我該怎麼選擇?

A— 每週探索一種不同的活動,讓你們玩得開心。例如一週嘗試按照數字彩繪,
下一週試試成人著色書,然後是拼貼或手工書,再接下來是用黏土塑造,或
者其他你想嘗試的任何活動。從書籍、朋友和網路上獲得靈感。每種活動都
要給予幾天時間,然後再進入下一種活動。每種活動在初次嘗試上都會有些
困難。

Q 我認為我的母親在我們散步時可能喜歡牽手,但我對這樣做感到有些尷
尬。她不再認識我了。我怎麼知道這是她想要的?

A— 不是每個人都想要安慰的觸碰,比如牽手,但大多數人都喜歡。如果你的親
人理解語言,只需問問她是否想要牽手。如果他們不懂語言,你可以溫柔地
握住他們的手。如果他們拉開了手,那就是他們告訴你他們當時不想牽手。
如果他們讓你的手留在他們手中,觀察他們的面部表情。他們是否更放鬆或
緊張?他們看起來更快樂還是更難過?這些都是幫助你了解他們是否喜歡你
的觸碰的線索。

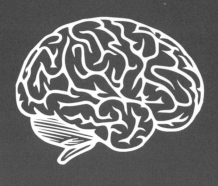

步驟六

規劃未來

在步驟四和五中，我們討論了照顧自己、建立照護團隊和維持與親人的關係的重要性。在最後一個步驟，我們討論了在規劃未來時需要考慮的議題。失智症是一種漸進性疾病，最終我們需要幫助你的親人決定他們的工作生活、醫療照護、財務管理和住居。透過一些工作和計畫，你和你的照護團隊將在這些轉變中給予協助。在最後一章中，我們討論了你的親人的臨終準備，以及在其規劃中需要考慮的事項，以及你在此之後如何規劃自己的未來。我們承認這些問題可能是困難且敏感的話題，而且許多這些問題可能與遙遠的未來規劃有關。然而，我們發現提前為這些轉變規劃能緩解這些決策負擔，並確保你的親人盡可能參與規劃自己未來。

第18章

爲失智症病情發展做好準備

　　失智症是種漸進性疾病：隨著記憶和思維問題的增加，您所愛之人做出決策的能力會逐漸減弱。因此，失智症的輕度階段通常是開始規劃中後期可能出現問題的最佳時機。在本章中，我們提出了許多在規劃未來時需要考慮的重要問題，包括工作、醫療保健、財務和住所。

與愛人一起提早規劃

　　在輕度階段，你的親人通常有能力參與許多影響他們未來的決策，因此請盡可能地讓他們參與未來的規劃。給予他們表達心願的機會。如果從一開始就讓他們參與決策過程，後來與他們一同經歷轉變通常會更加容易。如果當時他們能更能表達自己的意見的話，便能減少或避免未來照護團隊成員對於他們的作為出現意見分歧的爭議。

工作

　　你的親人在診斷出失智症時如果還有工作，他們應該就此辭職嗎？一般來說，只要不存在安全顧慮，他們應該盡可能地繼續工作。工作可以給予他們結構性、智力刺激、社交機會，以及目標和意義。通常適合繼續做下去的工作包括手工製作、藝術創作、花藝、編織等無需使用機具的工

作。他們在商店工作也可以按照自己的步調工作，並且會隨時有人在身邊提供幫助，這也是可以繼續做下去的工作。然而，不建議讓失智症患者從事涉及機具、化學品或其他危險設備或材料的工作，即使他們多年來一直在從事相同的工作。記憶和思考上的變化可能他們無法遵循適當的程序來保護自己和他人的安全。同樣地，不建議從事需要監管和照顧他人的工作，例如在幼兒園、托嬰中心照顧兒童；或為成年人提供程序繁複的護理工作。從事財務管理和獨立決策的工作，如獨自經營業務或管理他人資產，對於失智症患者和他人都存在財務風險。通常需要停止從事需要記憶、判斷和推理的工作，以及直接影響他人生活的工作，例如臨床和法律專業。在您所愛之人對工作做出決策並從工作到退休的過度期間，你可以成為他們的支持者。你也可以幫助他們找到其他可以填補曾經工作時間的活動。

醫療／法律問題

未來你需要決定親人的醫療保健事宜。在規劃未來的醫療保健時需要考慮的三份文件是：

- 生前遺囑，又稱「預立醫療指示」（advance directive）
- 醫療代理人（health care proxy），也稱為醫療授權書或醫療保健授權書
- 不施行心肺復甦術醫囑（DNR）

如果你的親人尚未準備好這些文件，我們建議你在他們被診斷出失智症後不久就要開始討論這些文件，這時你的親人將能夠清楚地表達他們的意願。

生前遺囑

生前遺囑是一份文件，允許親人在未失能且能夠做出自己的醫療保健決定時，表達他們想要什麼樣的醫療照護，包括哪些類型的生命維持作為是可以接受的。例如，他們是否想要接受癌症化療、大手術，或者嘗試重新啟動他們的心臟。完成生前遺囑永遠不會太早；這對每個人都是一個寶貴的工具，不僅僅是對失智症患者而已（你也應該撰寫自己的生前遺囑）。請注意，各州的生前遺囑的相關法規各不相同，因此你應該查核親人的生前遺囑是否在其所在州是有效的。雖然生前遺囑可以獨立存在，但通常會與醫療代理人相結合。

莎拉和傑克的故事

「在醫院的情況怎麼樣？你的朋友還好嗎？」莎拉問道。

「不好。」傑克回答道，「我覺得他快不行了。」

「哦，爸爸。」莎拉說著並給了他一個擁抱。

「謝謝。我不敢相信我要失去他了。但你知道最糟糕的是什麼？」

她搖搖頭。

「當我的朋友在距離我們三英呎的地方正陷入昏迷時，他的孩子們在爭吵著應該怎麼辦。『我們應該拔管嗎？還是讓他繼續活著，好希望他能醒來？』太可怕了。」

「他之前沒有表達過自己的意願嗎？」

「嗯，他以為自己已經表達了。但我可以理解不同的人可能會對他說的話有不同的理解。」

「他沒有生前遺囑或指定他的孩子中的一個作為醫療代理人嗎？」

「沒有，我確定他認為這是不必要的。直到今天我還是不覺得這是不必要的。」

醫療代理人

醫療代理人是一份文件，文件中會指定一位在親人人無法自行做出決定時，負責做出醫療和其他健康護理決定的人。醫療代理人指定了一個特定的人負責所有有關醫療和末期護理的決定，包括拒絕治療的權力。生前遺囑通常能提供醫療代理人決策的方向。醫療代理人可能需要做出的決定包括在不同的醫療提供者之間做出選擇、在不同的治療方法之間做出選擇以及確定護理的程度。例如，選擇哪位醫生或醫院、是否接受積極的治療還是安寧（僅舒緩）治療，以及何時適宜讓患者回家居家休養之外。當臨床醫生確定親人無法自行做出健康的護理決定時，醫療代理人就會生效。

不施行心肺復甦術醫囑（DNR）

不施行心肺復甦術醫囑（DNR）是一個明確的要求，如果親人的心臟或呼吸停止，則不進行干預。當由醫生簽署時，它將能避免醫生進行積極的復甦措施，如胸部按壓和插管。如果你的親人有能力做出其健康護理決定，也可以由他們提出申請；如果無法做出這些決策，則可以由醫療代理人提出申請。

財務／法律問題

在你的親人仍有能力做出財務決定的時候，請及早處理與財務相關的法律問題。一些與財務有關的問題和需要與律師討論的文件包括：

- 遺囑
- 財產規劃
- 授權書
- 信託

遺囑和財產規劃

遺囑是一份簡單的文件，指定了在親人過世後管理其資產的人以及資產的受益人。除了遺囑外，財產規劃還應包括長期護理費用的財務規劃，例如居家護理、輔助生活、長照中心以及與健康狀況下降相關的其他支出。長期的護理保險是一個值得探討的選擇，可幫助支付長期的護理費用。滿足資格的人還可以考慮其他長期護理需求的選擇，包括使用逆向抵押貸款、開立健康儲蓄帳戶，以及探索退伍軍人福利。您可以聘請律師、會計師和財產專家協助您探討財務規劃的各種選擇。

授權書和信託

授權書是一份重要的文件，允許親人在無法自行做出法律和財務決定時指定某人代替他們做出這些決定。你所指定的授權書代表有權管理不動產、有形資產、投資、銀行帳戶、商業利益、個人退休帳戶資產和稅務事宜。你和親人也可以考慮訂出一份生前信託文件，這是另一份法律文件，允許親人指定特定個人管控信託中列出的事項，藉以與授權書能夠控制的範圍分開。換句話說，除非授權書代表也被指定為信託人，否則授權書代表無法控制信託中的任何事項。生前信託使親人可以明確表達對信託中事項的規範，並且當他們希望確保以特定方式處理特定物品或希望由特定人員管理其資產的不同部分時，生前信託就顯得特別有用。你應該與協助親人進行財務規劃的專業人士探討這兩種選擇。

其他財務問題

與你的親人討論財務問題可能會遇到一些挑戰，但不討論這個重要話

題可能會在以後造成非常嚴重的問題。記憶和思考能力的下降將親人變得難以獨立管理其財務。

莎拉和傑克的故事

「1萬3千！」莎拉看到傑克的信用卡帳單時驚呼道。「拯救孩子、拯救地球、拯救鯨魚、拯救臭氧層⋯⋯。」

「那是很重要的事情。」傑克插話道。

「也許，但我不確定這些慈善機構都是合法的⋯⋯這裡有一個同一天向你開出了2次帳單！這是哪張信用卡啊？」

「我是收到郵件的。零利率的！」

莎拉看了看帳單。「不，利息只在第一個月是免費的。之後變成了百分之三十七點五！而你只付最低還款金。」

「可我沒有拖欠任何一期！」

莎拉閉上眼睛心想，他患有失智症不是他的錯。不要對他大吼。他患有失智症不是他的錯⋯⋯。

在接下來的幾週裡，莎拉構建了一套系統，幫助傑克避免電話推銷員和可能的詐騙。她將他所有的朋友、醫生和其他聯繫人輸入他的手機裡。然後她打開了「靜音未知來電」的設置。每天早晨出門上班前，她也關掉家裡座機的鈴聲，晚上回家後再打開。

設局欺詐、詐騙犯和不良判斷力

在當今社會中，有些人利用電話、郵件、電子郵件、網路，甚至有時是面對面的拜訪，對患有失智症的老年人進行詐騙。我們治療過許多患者，他們因此失去了數千美元。除了提醒你的親人有這種可能性，我們建議你與他們的銀行和信用卡公司合作，設置一次性消費金額或額外授權才能使用的消費限制。你的親人也可能會做出糟糕的判斷，購買他們實際無

法負擔的昂貴物品。一種策略是為他們開設一個包含少量資金的獨立銀行帳戶和一張信用額度低的信用卡（不會隨時間自動提高）。這樣的策略可以讓他們繼續日常購物，但不會購買昂貴的物品或大筆捐款。

現在獲得許可

現在確保核心照護團隊中的一名或多名成員，無論他們離得近還是遠，都有你親人的書面許可以接收其醫療和財務資訊。分享金融和法律文件的紙本或電子副本、藥物清單、醫療提供者的電話號碼等，與你照護團隊中合適的成員分享。使用安全的共享文件夾或雲端硬碟將所有文件統整在一起可能會很有幫助。

共同管理財務

隨著時間推移，你的親人將越來越難管理日常財務，包括例行帳單支付、每年的稅務準備和投資。了解他們的財務細節相當重要。你應該討論他們開立的帳戶、電子記錄的用戶名和密碼，以及與財務相關的所有實體文件的位置。你需要對你親人的財務有足夠了解，以確信自己在必要時能夠接手管理。

幫助你能夠順利管理你親人財務的方法之一是在你的親人仍能參與的時間內與他們一起合作處理。透過這種方式，他們能夠向你展示他們的狀態，並且對你接管財務的能力感到有信心，同時保留了財務管理的合作夥伴關係。你可以從檢查他們的支票簿是否平衡，以及他們是否及時支付帳單開始。你還可以決定從財務顧問那裡獲得外部幫助，以協助處理更複雜的投資管理任務。

居家住房

　　即使你的親人在被診斷患有失智症後能夠在家中生活多年，你還是應盡早開始考慮他們的住房需求和選擇。你可以考慮在家中提供支援，以幫助他們更長時間地留在家中。你可能想考慮將親人從他們的家（或你們共同的家）搬到可以獲得更多支持的環境。即使這種情況可能還遙遠，現在開始思考這些問題很重要，這樣在家內或戶外需要額外支援的緊急狀況時，便能避免危機的發生。

　　請記住，失智症會逐漸惡化。雖然你的親人可能在你和照護團隊的幫助下，在一段時間內能夠在家中生活，但將來他們或許還是需要搬到可以提供更多照護的地方。在第15章中，我們將討論你和照護團隊成員如何幫助你的親人盡可能長時間地留在家中。接下來，我們將回顧他們可以選擇的其他住房選項。

怎麼知道該搬出去接受照護了？

　　你可能會想知道何時才是你的親人準備遷移到其他照護場域的時候。有一些跡象能表明現在就是考慮搬家的時候。或許最重要的跡象是對親人在目前居所的安全感到擔憂。忘記關火、徘徊以及不能規律服藥可能都是你的親人需要更多照護的跡象。如果你的親人變得身體上具有攻擊性、暴力行為、或出現不適當的性行為，或是經常失禁，這可能就是搬家的時候了。醫療需求增加和行動問題也是暗示該搬到長照設施的適當時機。例如，妻子照顧行動不便的丈夫可能無法安全地幫助他上廁所，這對兩人都存在摔倒的風險。隨著安全問題、行為問題和失禁的增加，大多數照護者會變得更加疲憊、挫敗、苦惱、憤怒或害怕，可能無法再提供最好的照顧

給親人。不要忘了與你親人的醫護人員討論你的選擇。這些值得信賴的人可以對他們的護理需求進行評估，並協助你的決策過程。

輔助生活設施

輔助生活設施是由州政府監管的機構，提供24小時的照顧，包括個人和醫療護理服務，針對需要協助日常生活活動的人士。個人護理服務可能包括幫助沐浴、穿衣和如廁，而醫療護理服務可能包括藥物管理或幫助自行用藥。有些設施可以協調額外的現場醫療服務，如物理治療和職能治療，以及例行的醫療和牙科檢查。

除了客制化護理外，輔助生活設施提供每日三餐、家政服務、運動和健康計畫、娛樂活動以及協調或帶患者前往就醫、牙科和其他約診的交通安排。輔助生活設施的居民通常有自己的房間或起居空間，並共用公共區域。居民通常能夠獨立或幾乎獨立地洗澡、穿衣、如廁和進食。輔助生活設施不提供長照養護中心所中所提供的高級護理服務。

長照養護中心（專業護理機構）

長照養護中心所提供的護理支援比輔助生活設施更多。除了輔助生活設施提供的許多服務外，長照養護中心的居民可以得到由醫療專業人員提供的24小時專業護理，並協助基本的日常生活活動，如沐浴、穿衣、如廁、梳洗和進食。長照養護中心通常還提供額外的專業服務，如物理治療、職能治療和呼吸治療（respiratory therapies）。

連續照護退休社區（CCRC）

連續照護退休社區，簡稱CCRC，是一個很好的「在地安老」（aging in place）選擇。CCRC提供獨立生活、輔助生活和養護中心護理服務的結

合。你的親人可以在CCRC社區中根據其需求來逐漸適應這些長照養護中心。對於獨立生活的人來說，在需要額外照護之前，可以增加服務，使你的親人盡可能長時間維持獨立自理。例如，獨立生活的居民可以選擇獲得所有餐食、獲得家政服務以及照顧一些個人需求等服務。此外，健康的老年人也可以住在這些社區，這意味著配偶和其他伴侶可以繼續與他們的親人居住在同一住所或便利的社區中。

在選擇哪個CCRC時，許多社區會讓你在他們的校園度過一個週末甚至一個星期，以確保它是否適合你和你的親人。請記住，重要的是要查看該設施所有層面。在某些社區中，輔助生活與獨立生活非常相似，而在其他社區中，從獨立生活到輔助生活就像是從一個公寓搬到一個飯店的房間。

一般住房考量

選擇親人的居住地時，你可能要牢記一些一般性的住房考量。首先要確保你仔細審查設施的入院協議和其他合約，以充分了解親人在居住期間的政策和財務承擔。許多文件可能含有法律用語和費用的分項，這些都要仔細查看。這些文件的審查最好由了解老年法（elder law）的律師進行，以確保機構政策清晰且符合你親人的需求和財務狀況。尤其對於CCRC（連續照護退休社區），律師可以幫助你評估機構的財務狀況，確保公司財務穩定，能夠在你的親人逗留期間持續提供高水準的服務。

其次，最好避免在匆忙或情況危急的期間將親人移至另一個長照養護中心，因此你應該盡早開始尋找。大多數設施都有候補名單，有時可能要等上幾個月才有空位。你還應確保有足夠的時間查看多個設施，以找到最合適的那一家。你可能需要多次參觀一些你們中意的設施，請將時間安排在不同週次的不同時間，以確保你對親人將會接受的照護有最全面的了

解。該設施還可以提供其他與親人共住的居民的姓名和聯繫資訊，以作為你們的參考資料。

第三，請考慮設施的所在地。如果你計畫會經常造訪，請確保該設施距離你不會太遠，以便你能夠將探訪行程作為你的例行公事、排進每週或每月的固定行程中。

最後，移至另一個長照養護中心是一個重大決定，並且難以獨自決定。這個重要時刻，邀請家人、朋友和照護團隊給予幫助、建議和支持。

搬遷準備

一旦你決定要讓親人搬到設施去，你可能會想知道如何為此做好準備。首先，要承認這種轉變可能會帶來許多情緒反應。你可能會感到寬慰、內疚、羞愧、失落或焦慮。你的親人可能會感到憤怒、恐懼、焦慮、憂鬱或失望。在這段時間，你可能需要額外的支持。

你可能需要整理你親人的物品，決定好那些要丟棄、那些要跟著他們過去、哪些要放在其他地方。你親人的空間通常會有限。帶一些他們喜愛且有意義的物品，例如照片、被子和床罩，這些會為你的親人帶來安慰，讓新的環境感覺更加熟悉。

妮娜和馬丁的故事

在歷經更多的排尿困難和失眠後，馬丁勉強同意妮娜需要搬到長照養護中心去住。他和他們的兒子詹姆斯選擇了一家離家近的長照養護中心，好方便去探望。今天他們第一次帶妮娜去看看長照養護中心。

「所以，妮娜。」馬丁開口說道「你覺得這個地方怎麼樣？我覺得挺不錯的。」

妮娜不安地四處張望。

一名工作人員走過來。「你一定就是妮娜。」她向他們介紹自己「我們現在正在進行一個手工藝課程，你想參加嗎？」

妮娜不確定地看著馬丁。

「媽媽，來做一些手工藝吧！」詹姆斯說著並拉著她的手。

30分鐘後，他們離開，說：「明天見！」

第二天，妮娜、馬丁和詹姆斯與其他一些居民一起坐下享用午餐。馬丁開始切著妮娜的雞肉，看到其他家屬或工作人員也在為大多數居民做同樣的事情。

午餐後，馬丁說：「我們去聽一下客廳裡播放的搖擺樂吧。」妮娜很快地隨著音樂節奏輕輕踱著腳。

「妮娜，詹姆斯和我有一些事要辦。我們很快就會回來。」他親了她一下，轉身離開。

當他們走到活動室的門口時，詹姆斯問道：「你認為媽媽會在這裡開心嗎，爸？」

「我想是的。」馬丁說著，手指著正在隨著節奏搖擺的妮娜。「只要有點音樂，她大概就完全滿足了。」

大約2個小時後，他們回到那裡，看到她正在開心地做一個拼貼畫。「哎呀，這蠻美的嘛，寶貝。你知道嗎？我想是時候睡一覺了。他們給你準備了一張靠窗的好床。」

當他們走向妮娜的房間時，詹姆斯雙手各提著一個購物袋。他從中取出一個抱枕和一條毯子，是從家裡帶來的，放在床上。然後從另一個袋子裡拿出一些相框照片，放在梳妝台上。「媽媽，覺得如何？」

妮娜躺在床上，馬丁把熟悉的毯子蓋在她身上，就像在家裡給她準備午睡一樣。他輕拍她的背，直到她入睡。

大約一個小時後，當她醒來時，他們和其他居民一起在餐廳吃晚餐。晚餐後，他們把她帶回了家。

幾個小時後，他躺在她旁邊的床上。他知道這對她是最好的選擇，但當他想到這是他們在家裡的最後一個晚上時，淚水仍然止不住地流下。

第二天，馬丁和妮娜準時到長照養護中心吃早餐。他整天都和她在一起。

晚餐後，他們回到妮娜的房間。他和她的室友聊了幾分鐘，然後馬丁幫助

妮娜做好睡前準備。一名工作人員在場觀察，偶爾記下妮娜的睡前例行公事。

「我早上第一件事就是回來看你。」馬丁說著，輕拍她的背直到她入睡。

馬丁回到了一個空蕩蕩的家。他爬上冰冷的床，非常想念妮娜。他確定自己無法入睡。但在過去幾天的情緒波動和身心疲憊之間，他很快就入睡了。

他覺得好像才剛睡沒多久，鬧鐘就響了。

他意識到自己可能已經好幾年沒有像這樣一夜好眠。

到達長照養護中心時，他驚訝地看到妮娜已經起床洗漱、穿好衣服，坐在窗邊的扶手椅上。「你準備去吃早餐了嗎？」他幫助她起身問道。

過度時期

逐步地讓你的親人逐漸適應長照養護中心的生活，就像這個故事中所描述的一樣。當你準備讓他們在長照養護中心住第一個晚上時，請考慮在有你熟悉的員工當班的日子去做實際的搬遷，這樣就有認識你親人的友善面孔在場。如果可能的話，第二天再去探望，這樣你的親人就會在情感上理解，即使他們生活在一個新的地方，你並沒有拋棄他們。

你也可以製作一個簡短的生活故事或清單，幫助員工更了解你的親人。你甚至可以提供照片、錄音和影片。這些可以包括暱稱、喜愛的食物、喜歡的音樂、偏好的活動以及什麼時候工作人員最能夠幫助你的親人完成日常活動的相關資訊。你可能還會想提供一些創意方法，比如如何讓他們肯做一些他們不喜歡的事情，例如洗澡或服藥。有些設施有自己的表格或指南，可以幫助你彙整這些有用的資訊。

在你的親人的新家度過第一天可能會讓你很難離開他們。試著讓這次的離別成為一個正向的告別，保持簡短和簡單，不要帶著太多情緒。如果你能在第二天探望他們，提醒他們你哪一天會再來（或者你下次探望的時間）。記住，你正在為你的親人營造良好的氛圍。

　　前幾週可能是最困難的時期，因為你的親人正在適應他們的新家。你可能會聽到一些消極的評論或要求想回家。這對你來說可能是很棘手的事情。傾聽並給予一個擁抱或友善的話語可能是很有力量的。重要的是不要急躁地否定你的親人或試圖說服他們改變情緒。如果他們在抱怨某個特定問題，請你務必對此深思熟慮。如果你認為該情況可能需要被釐清或你自己有任何擔憂，請不要猶豫與工作人員溝通。

　　短時間的經常性探望或打電話可以幫助他們適應過度期。然而，有時候探望可能會使你的親人更難安頓下來。如果你或工作人員注意到探望似乎會增加親人的挫折感和憤怒，減少探望頻率就是合理的。親人可能需要幾個月時間適應新的生活環境。這是一個重要時刻，你需要向朋友、家人或專業人士尋求支持，因為過度期是照護者最艱難的時刻之一。

　　當你的親人拒絕這個計畫時，有時即使你盡了最大努力，他們也不願意為未來規劃。他們可能一直非常保密自己的醫療健康和財務事務，現在也不打算要改變。有時你誠懇的幫助可能被他們視為威脅，他們甚至可能認為你企圖偷他們的錢。這些偏執感並不罕見。同樣地，提到他們可能離開家裡並進入機構的可能性，他們可能也會生氣。

　　這些情況很困難。首先值得一提的是，定期提出這些問題是值得的──也許每幾個月提一次──因為人的觀點隨時間可能會改變。另外也要考慮你的親人是否比較願意從照護團隊的其他成員那裡聽到這些事情。即使那個人不是核心照護團隊的一員，也許你的親人更願意接受某個討人喜歡的外甥來幫助他處理財務。請善加利用任何有效的策略。

　　盡可能單方面做些什麼。例如，即使銀行或其他金融機構不能合法提供你親人帳戶的任何資訊或允許你共同管控，你仍然可以向銀行提供你對親人判斷力的擔憂，擔心他們可能會成為詐騙的受害者。銀行有權監控

帳戶的不尋常活動，並在釋放資金之前與客戶討論此類活動。同樣地，如果你的親人在家中已難以處理他們的問題，但卻拒絕考慮合適的機構，你仍然可以訪問並評估多個住房選擇，這樣當你的親人真正無法再居家生活時，便能提早做好準備。

有時你可能必須等到發生安全、醫療或財務危機時才能介入。例如，如果你的親人被送進醫院或在急診室接受評估，你可以向醫生、護理師和社會工作者表明你認為親人無法獨立生活。這些醫療服務提供者可以協助確保你的親人被轉移到一個安全的環境。

同樣地，可能需要發生了財務危機，法官才能判定你的親人無法管理自己的財務，並授權給你。諮詢老年法律師也有助於確定當下可以採取哪些初步措施。

總結

隨著你的親人開始在思考和記憶方面出現更多問題，他們將需要幫助管理其醫療保健、財務和日常生活的其他方面。為了獲得所需的照護程度和方式，他們可能需要離開自己的家。準備法律文件，如遺囑、授權書和健康照護代理權，是未來規劃的重要步驟。在診斷後及早與你的親人進行對話確保他們能夠盡可能參與未來的規劃，這將減輕你在需要增加照護時間的負擔。即使他們不想參與，你仍然可以繼續找尋好的機構選擇，這樣當危機發生時，你就已準備就緒。

讓我們看看一些例子來說明在本章學到的知識

Q 你覺得現在是時候讓你的親人搬出家，到一個能夠提供更多幫助的地方，但你仍舉棋不定。你感到不知所措，不知道從哪裡開始。

A 有幾個跡象可能表明現在是時候考慮搬到能夠提供額外照顧的機構了。例如有安全方面的擔憂，如經常忘記關爐灶、走出房子遊蕩，以及錯誤地服用藥物，都是需要考慮讓你的親人搬出家的信號。肢體攻擊、暴力、經常失禁和其他一些居家照顧親人所遇到的困難也都是指標之一。擔憂親人無法安全行走而不跌倒也是另一個跡象。尋求朋友、家人和醫護人員的建議，確定是不是適合搬遷的時機肯定是有益無害的。

Q 你父親一直以來都很自豪他在家中的理財能力。然而，最近你發現了一些拖欠支付通知單，你擔心他可能無法再自理支付帳單了。你想問問他這些問題，但卻不知道怎麼開口才好，因為你擔心他會生氣或沮喪。

A 雖然財務可能是一個敏感的話題，但在管理不善導致危機發生之前，早點對此討論至關重要。一種方法是婉轉地向你的親人表達你的擔憂，問問他們是否願意讓你旁觀他們理財的過程，這樣他們可以告訴你他們會怎麼處理理財務。在情況需要時授權你管理財務之前，先進行共同處理帳單和其他財務事項可能是最簡單的方法。如果你的親人拒絕讓你幫忙，而你的擔憂卻與日俱增的話，老年法律師可能能夠提供一些幫助，確定下一步該怎麼走。

第19章

為臨終和以後做好準備

　　這本書涵蓋了許多主題，我們希望這些內容能夠減輕你的負擔，使你能夠以最好的能力來應對照護工作。最後一個主題是關於你的親人的臨終準備，這對於照護者來說通常是最難的一部分。雖然死亡也許是一個敏感的話題，但我們相信為親人的離世做好準備是很重要的。同時，我們也相信在病情的早期階段（當你的親人能夠參與這些討論時）就著手規劃後事是有幫助的。

　　接下來的一些內容可能會讓你感到不舒服，例如談到關於患者在臨終時會是什麼狀態。我們討論這些問題是因為我們過去與許多照護者交流過，他們發現自己在照護過程的這個部分準備不足，並希望自己能了解得更清楚。

　　我們也想不介意你選擇跳過本章節或部分內容。我們明白並不是每個人都能準備好去思考這樣的照護經驗。這裡就由你自行判斷，你可以決定現在想要了解的內容，以及之後您會更想知道更多的內容。

　　我們首先將討論如何與親人談論死亡和臨終。我們發現，家人對於親人的臨終願望了解得越多，等到那時刻來臨時就能做好足夠的準備。接著，我們將討論他們可能想要的喪禮儀式以及他們希望在臨終時是什麼樣的場景。然後，我們將介紹有關安寧緩和醫療的資訊。接著是關於因失智症致死的討論，包括臨終的跡象，以及在瀕臨死亡過程中是否應該陪伴在

你親人的身邊。我們認為，儘管失智症致死的死亡可能有共同的特徵，但每個人的死亡仍是獨特的。接著，我們討論了遺體的處理選項，包括親人可以選擇將大腦捐贈給科學研究運用，以幫助尋找失智症治療方法的機會。然後我們會討論到哀悼過程和你的心理健康。最後，我們會談論當你的親人離世後，如何為自己的未來規劃。

莎拉和傑克的故事

「爸爸，你不會死的！我們現在不需要談論這個。」莎拉哽咽著說道。

「我不是要讓你難過，但我不想到最後讓你猜測我想要怎樣的喪禮。」傑克看著淚水從莎拉的眼角滑落，說道。「我想我的喪禮是對我生命的一種慶祝。我希望你和克蕾兒——我的女兒和孫女——每個人講一個故事。我想有一張桌子上擺放著你的第一雙鞋，我的舊冰球鞋，還有克蕾兒的一顆足球。」

「你是認真的嗎？」莎拉擦去淚水後說道。

「有何不可呢？這是我的喪禮。我希望人們記得我在活著時所重視的事物。」

那天晚上，莎拉望著天花板思考著：「我應該停止擔心我會有多想念他，而是問問他希望最後想要的是什麼。」

第二天早上，莎拉說：「爸爸，我現在知道你想要的喪禮是什麼樣子的，但你希望你會如何臨終呢？」

傑克握住莎拉的手說：「我們都不知道結局會如何。如果還來得及的話，我希望你和克蕾兒能陪在我身邊，緊握我的手。但對我來說最重要的是，你們兩位會記住我的故事，而克蕾兒將會把這些故事繼續傳給她的孩子。」

那天晚上在晚餐時，克蕾兒說：「爺爺，媽媽告訴我你希望我們傳承你的故事。如果我給你錄製一個小小的影片，你可以親自將這些故事講給下一代。」

當傑克和克蕾兒規劃這些影片時，莎拉反思了一下過去幾年從她父親被診斷出患有失智症以來的歷程。

「媽媽，你在笑什麼？」克蕾兒問道。

「哦，我只是喜歡聽你們這兩個——年輕一代在討論如何保存老一代的故事。這看起來似乎是一件很正面的事情。」

是的，莎拉想，也許最重要的是不要到最後仍著眼在那些失智症的日子，而是在這之前所有的點點滴滴之中。

🧩 開啟對話

你的親人希望如何走向臨終？這是一個我們鼓勵你盡早與他們討論的問題。對於一些家庭來說，這些對話可能可以自然而然地進行，也許你已經開始討論關於生命盡頭的事情。但對於其他人來說，啟動這個對話可能感覺更有挑戰性或令人不安。知道你的親人想要如何臨終，可以在時間到來時使你有完整的準備。大多數家庭發現，在生命的最後能夠遵循他們親人的意願，能為他們提供了在這段艱難時期的安慰和支持。

一些家庭發現，以輕鬆的方式逐漸與親人展開溫和的討論是最容易開始的方式，而其他人則更傾向於進行更專注、認真和延續時間更長的談話。你可以從詢問親人是否曾經想過自己生命的盡頭，他們想像會發生什麼事情，以及他們希望如何被其他人紀念和記憶開始。也許你的親人最近參加了一場喪禮；你可以利用這個經驗開始你們的對話。問問他們覺得哪些地方做得不錯、讓人感到安慰或愉悅，還有他們不喜歡哪些部分。儘管這些對話可能很難開始，可能會引起悲傷、哀悼或恐懼等情緒，但我們發現現在進行這些對話將讓你、親人人和其他家人在未來能更加充分準備。

🧩 儀式

有些人喜歡舉行儀式，而其他人則更希望把自己的死亡當作更私密的事情。如果您的親人希望在他們離世後有一個儀式，與他們討論他們希望的樣子和形式是很有幫助的。例如：

✔ 他們想要開放式的還是封閉式的棺材？

✔ 他們想穿什麼樣的衣服下葬？

✔ 他們是否偏好特定的殯儀館或宗教場所？

✔ 他們是想要舉行告別式和墓地送別還是僅僅舉行告別式？

✔ 他們喜歡播放什麼樣的音樂？

✔ 他們喜歡哪種花？

✔ 是否需要朗讀哪些文章？

✔ 是否希望一位或多位家人或朋友發表悼詞或追悼演講？

✔ 他們是否希望將捐款寄送給某個慈善機構，而不是送花？

這些只是未來在計畫時你可能想與親人討論的許多細節中的一小部分。

🧩 死亡

比規劃儀式更困難的是討論你的親人希望他們如何臨終。有時候這不是可以選擇的，因為死亡是無常又出乎意料。在某些情況下，死亡可能需要一段時間，所以了解你的親人認為怎樣才是「善終」或許有所幫助。

善終的元素通常包含舒適和平靜。你的親人可能有偏好在哪裡迎接死亡。有些人希望在家中離世，而其他人更偏好醫院或臨終關懷的環境。有時候確切的地點並不是重點，但個人還是可以表達他們的偏好，例如，

他們可能更希望靠近窗戶、可以看到室外景色的地方。你的親人可能希望有家人和朋友陪伴在身邊，或者他們可能對誰可以在場，誰不應該在場有特殊要求。他們可能希望附近有熟悉的物品，例如宗教或精神性的物品、一條喜愛的毯子或披肩，或其他有意義的物品。有些人希望有宗教人士在場，例如牧師或拉比。其他要考慮的事情包括播放特定類型的音樂或特定歌曲，或有花朵、特定氣味或放置其他親人偏好的物品在場。

考慮安寧緩和醫療

安寧緩和醫療的主要目標是在減輕痛苦的同時提供尊嚴的死亡。緩和醫護意味著治療是針對舒適而不是痊癒。安寧照護會著重在剩餘的預期壽命為6個月或更少的患者照顧上。除了在生命最後階段提供醫療護理和疼痛緩解外，安寧照護也可以在患者和家人願意的情況下提供情感和精神上的支持。這種照護可以在家中提供，也可以在醫院、獨立的安寧長照養護中心或長照中心等機構提供。請注意，安寧照護可能不是隨說隨有，所以請提早開始尋找。符合安寧照護的標準會因設施和提供者而異，但通常會包括需要醫生判定患者預期壽命為6個月或更少。請確保你充分了解你所期望的安寧照護的入住標準。

對於患有失智症的人來說，很難確定他們的生命只剩6個月。有經驗的醫生和安寧照護工作人員可以幫助家庭確定接受安寧照護合適的時間。有時候，一個人可能開始接受安寧照護，但他們的狀況卻在之後穩定或有所改善。在這些情況下，安寧照護可能會暫時中止，並在之後有需要時重新開始。例如因為患者出現感染症狀——甚至是像感冒這樣的輕微感染——使他們的功能迅速惡化。功能的下降可能僅歸因於失智症本身，因此則開

始了安寧照護。然而，當患者從感染中康復時，他們的功能可能會恢復到之前的水準。

　　一旦確定了安寧照護，讓安寧照護工作人員了解你的親人是有幫助的。他們通常使用表格收集有關你親人的宗教信仰、文化背景、個人偏好、綽號以及與家人和朋友的關係等資訊。他們也可能詢問上述討論過的一些主題，例如你的親人認為怎樣才算是善終，以及他們對臨終的需求。你可以讓親人參與填寫這些表格，或根據你對他們的了解和過去的對話，自行完成這些表格，這需要視實際的情況而定。如果你的安寧照護提供者沒有這方面的表格，或者你希望傳達更多相關的資訊，可以將這些資訊寫下來，或直接告知工作人員。

了解安寧緩和醫療

　　在許多設施中，緩和醫療意味著你的親人不會被要求進行醫學檢查或相關程序。相反地，護理師和偶爾探訪的醫生將只會對症狀和床邊檢查來進行診斷。處方藥的治療將會著重於讓患者感覺舒適而非追求治癒。例如，肺炎可能會使用對乙醯胺酚（acetaminophen）進行治療，降低發燒並讓你的親人感覺舒適，而不是使用抗生素治療。或者，可能會給予抗生素，但不會進行胸部X光檢查或特殊檢體培養以確定他們患有哪種類型的肺炎。請向工作人員了解清楚在他們具體會如何在設施中進行緩和醫療。

　　在不同設施和不同的安寧照護機構中，安寧照護也有不同的含義。有時候，它基本上與緩和醫療相同，都是針對預期壽命少於6個月的患者。然而，在其他設施和機構中，它表示你的親人正在積極面對臨終。在後者的安寧照護中，將使用強效藥物，例如嗎啡和其他鴉片類藥物，這將提供舒適，但也會導致鎮靜、無法行走，並經常導致腸道功能停止運作。當某人正在積

極面對臨終時，鎮靜、臥床和腸道功能停止通常已經不重要了；舒適才是目標。然而，如果你的期望是你的親人還能活上數週或幾個月，不要讓他們因輕微不適而服用鴉片類藥物或苯二氮平類藥物；這些藥物會加速他們的死亡。請在第12章中查閱這些資訊，以及其他藥物副作用。總之，當你的親人在臨終時，給予嗎啡和其他強效藥物來緩解他們的疼痛和不適是非常適當的，但這些藥物並非他們能夠持續活上數週或幾個月的藥物。

死於失智症

失智症是一種致命的疾病。大腦控制著身體的多數功能，包括呼吸和心臟調節。因此，人們是可能因為失智症而死。然而，由於失智症通常始於老年，許多失智症患者可能不會惡化至重度階段，而是死於其他常見的死因，如肺炎、癌症、中風、心臟衰竭、肺部疾病和跌倒後的併發症。就像我們在步驟二開始時所討論的那樣，雖然失智症有許多不同類型，但隨著失智症的進展和更多的大腦受損，大多數類型的失智症在生命的最後階段會產生類似的問題。

也許你會想知道如何知道患者的生命即將結束。生命快要結束的跡象包括以下幾點：

- 需要在大多數或全部日常生活活動中得到幫助，包括進食、飲水、洗漱和沐浴
- 進食和飲水減少或完全停止
- 吞嚥困難
- 失去說話或溝通能力
- 失去行走或站立的能力

- 坐起或控制頭部的困難

- 不能離床

- 不斷的膀胱或腸道失禁

- 反覆感染

- 反覆發生的壓瘡或褥瘡

　　請注意，僅有一兩項跡象並不一定意味著他們會很快地離世。但當你的親人有許多或大多數這些跡象時，很可能意味著生命即將結束。親人的醫護人員也應該能告訴你生命可能接近尾聲的跡象，並且你應該自在地與他們討論有關臨終過程的問題和關切。

妮娜和馬丁的故事

　　在長照養護中心度過了4個月後，馬丁必須餵食妮娜，而食物也需要被打成泥狀，因為她咀嚼不良。她變得很少說話，只能走幾步路。

　　很快，她大部分時間都躺在床上，攝取少量食物和飲料。

　　「她這幾天一直在發燒。」馬丁向他們的兒子詹姆斯解釋道。「他們一直給她使用乙醯胺酚栓劑來緩解不適，那一天可能隨時都會來。」

　　詹姆斯點點頭說：「有事隨時打電話給我。」

　　「好。哦，你能把妮娜喜歡的歌上傳到我的手機上嗎？她很想聽音樂。」

　　「詹姆斯。」兩天後，馬丁急切地對著手機說道。「怎麼了？媽媽怎麼了嗎？」詹姆斯問道。

　　「對。快來。」

　　很快，詹姆斯便來了，坐在他父親旁邊，當馬丁握著妮娜的手，撫摸著她的頭髮。妮娜閉著眼睛。

　　他們安靜地坐著，只聽得到音樂和妮娜偶爾的呼吸聲。

　　「哦，妮娜！」馬丁緊握著她的手說：「我們最喜歡的歌來了。」

在太陽之東，在月亮之西，

我們將建造一座愛的夢幻屋，親愛的。

音樂繼續播放時，詹姆斯站起來輕輕握著她的另一隻手。

在星星之間，我們會發現，
一個和諧的生命旋律，
在太陽之東，在月亮之西。

隨著歌曲的結束，妮娜發出了一聲長長的呼吸聲。馬丁關掉了音樂。妮娜的身體安靜而靜止，沒有呼吸聲打擾。

她看起來那麼平靜，馬丁想著，他注意到陽光透過窗戶照射在她的臉上。不知怎麼的，壓力和擔憂的痕跡似乎都消失了。他聽到了一聲哭泣聲，轉頭看見詹姆斯臉上帶著淚水。「過來吧，兒子。」他說著，二人給了彼此一個長長的擁抱。

馬丁想：我為什麼沒有哭呢？

最後的歸宿

陪伴親人度過生命最後時刻可能對你來說惶恐不安，或者完全視若自然。對許多照護者來說，支持親人走完生命最後旅程可能會成為一段重要的回憶。是否在親人臨終時陪伴在身邊是個人的決定。最好提早考慮這個問題，並隨著親人病情的發展反覆重新思考，因為你的想法會隨著時間有所改變。有可能基於宗教、文化或其他原因，你和家人選擇陪伴或不陪伴親人臨終。

你也應該了解，無論你的選擇如何，可能會出現你錯過這一刻的意外。例如，你也許只是離開了親人身邊去吃一頓飯，而他們在你離開時離世了。或者你接到一個通知說時候到了，你急忙趕到醫院，但當你到達時，他們已經離開了。希望陪伴親人走完最後旅程卻未能如願的照護者往

往感到內疚和悲傷。但要知道你已經盡了最大的努力，你要從中找到內心的平靜。

如果出於其他原因你選擇不陪伴親人，同樣也要找到自己的平靜。每個人、每個家庭、每種情況都不同，沒有一種正確的方式。

在臨終過程中你可能會感到不舒服或無助，你可能會想知道自己應該做些什麼。這時，想想你可以做些什麼來安撫你的親人。當討論到他們對善終的想法時，你可能已經討論過這些事情了。你們可以一起聆聽音樂或唱歌。你可以提供肢體上的溫暖，例如握著親人的手、撫摸他們的頭髮，或溫柔地按摩手部。

這可能是一個與親人交談，分享你們之間歡樂時光和美好回憶的時候。請記住，你的存在本身就能給親人帶來安慰，即使他們看起來似乎沒有意識到你在場。

遺體處理

你和親人應該討論他們在死後希望如何處理遺體。埋葬是傳統的選擇，可以是地下或地上的陵墓。埋葬通常需要對遺體進行防腐處理，使喪禮可以在死後幾天舉行。直接埋葬不需要防腐處理，通常在死後的一天內進行，是較為簡單划算的選擇。進行火葬後，遺體可以撒放、放置在家中，或埋在地下或地上的墓地中。你的親人也可以選擇在死後捐贈器官給已登記的器官捐贈和移植組織。他們也可能希望將整個身體捐贈給醫學院，請與你的親人附近的醫學院聯繫以獲取更多資訊。在這些情況下，你和家人仍需要決定是否要舉行儀式來慶祝親人的生命和紀念他們的逝世。

考慮大腦捐贈

　　你或你的親人可能希望捐贈大腦做為科學研究使用。儘管這本身就是一個慷慨的貢獻，但如果你的親人在去世前有參與研究計畫，醫生和科學家就可以了解不同腦部疾病是如何引起記憶、語言、視覺、行為和身體功能的問題，以及這些問題隨著時間的推移如何變化。在美國想要捐贈的方法之一就是去找由國家衛生研究院資助的阿茲海默症研究中心。在許多國家中也有類似的研究計畫。

妮娜和馬丁的故事

　　「所以我幾乎沒哭過。」馬丁在咖啡館和鄰居聊天，談論妮娜去世後的這一個月。「我搞不清楚這是好還是正常，還是表示我有問題。」

　　「嗯，每個人的悲傷方式都不同。我認識的大多數人在一年左右的時間裡偶爾會哭一下。但有些人，像你和我，大部分哀悼的過程是在照顧失智症的期間。」

　　「你也沒什麼哭嗎？」

　　「沒有，我覺得我在我父親實際去世前大約一年就已經失去了他。那時大部分的哭泣都早已哭完了。老實說，當他實際去世時，我感受到的更多是解脫。然後，當然我會對這種解脫感到內疚。」

　　馬丁點點頭。

　　「說到底我也不是醫生。」那位鄰居繼續說道。「但我看來，如果你生活正常，還能繼續過著自己的生活，我會說你沒問題。但如果你有很多問題，那你最好去參加支持團體或者看看心理治療師之類的。」

　　我現在的感覺如何？馬丁在床上翻身思考。如果我老實說，那其實我是難過，但同時也感到解脫，還有無聊和孤獨。最糟糕的是，早上起來時，我不知道該做些什麼。

—⁓⊱✦⊰⁓—

哀悼過程與你的心理健康

親人的逝去是作為照護者歷程中的一個重要轉折。當親人離世時，你可能會經歷各種情緒，包括悲傷、憤怒、遺憾、解脫和內疚等等。有時候，死亡會使人感到麻木，甚至幾乎沒有明確的情感。在親人離世後，你的反應可能會讓你感到意外。**許多照顧者感覺好像在失智症的過程中逐漸失去了他們的親人（通常被稱為「漫長的告別」）。**有人感覺好像失去了他們的親人兩次，一次是當失智症開始發作時，第二次是當他們離世的時候。

親人離世後你會有什麼樣的感受無法準確預測。一些照護者對親人的去世感到比他們預期的更難過，特別是如果他們認知到最後親人已經消失了，他們才會覺得自己經歷了親人的逝去，對其他人來說，整個生病過程中的悲傷可能會讓他們更容易面對親人的逝去。對親人離世的反應大相逕庭。哀悼沒有對與錯，重要的是要對自己富有同情心，要意識到哀悼是要經歷不同階段的一段旅程。

處理與親人離世有關的悲傷需要時間，可能是一個充滿各種起伏的複雜過程。當你應對這個轉變時，找到你需要的支持。在第8和第14章中，我們建議了一些資源來幫助你面對困難情緒，在這個時候請再次使用這些資源。專門針對哀悼親人離逝的支持小組或許都有所幫助，參加照護者支持團體也是。雖然每個人的哀悼都是獨特的，但支持團體可以讓你遇到有類似處境的其他人，他們也許能理解你的感受，並提供安慰和實際建議來幫助你處理哀傷。個人諮詢可能是另一個能夠安靜地處理悲傷情感並得到訓練專業人員支持的地方。你也可能會在認識你親人的人──你的家人和朋友那裡獲得慰藉。和家人朋友在一起可以在共同處理哀傷的同時保留住你

親人的回憶。獲得你需要的支持，哀悼不需要獨自面對。

妮娜和馬丁的故事

「你不能一直待在家裡，爸。你不能只是哀悼媽媽然後放棄生活。」

「你說得對，兒子。」馬丁嘆了口氣，「但我現在就是沒有精力做任何事情。」

「別擔心。我有足夠的能量。讓我們先列個清單，列出你想要見的所有人——即使你很久沒見到他們——以及你喜歡做的活動。然後我們一個一個來安排時間。」

在接下來的幾個月裡，馬丁見到了朋友，參加了他和兒子共同安排的活動。

起初，馬丁感覺自己只是在敷衍了事。然而，隨著時間的推移，他發現自己實際上開始享受這些外出活動。

「我仍然覺得內心有一個空洞，」馬丁說道，「我不難過，但我感到我的存在現在沒有意義，因為我再也不用照顧妮娜了。」

「嗯。」他的兒子慢慢地說，「生活中有很多事情可以賦予意義。」

「我一直在想的事情是失智症。我想幫助找到它的治療方法，這樣未來人們就不必像妮娜那樣受苦了。」

「那很棒。你打算參與研究嗎？」

「是的。我以為只有有記憶問題的人才能參加研究，但他們也在找健康的老年人。」

在妮娜去世一年後，馬丁終於能夠停止回憶她罹患失智症的時間，而是回想起他們六十多年婚姻中共度的美好時光。當他抬頭看著東方星空中升起的月亮時，臉上露出了微笑。

計畫你的未來

在第14章中，我們介紹了「照護生涯」的概念，這始於當你開始認為自己是照護者時。在這段時間裡，你可能被角色所吞噬，為了提供最好的照顧，你放棄了許多自己的興趣和活動。隨著親人的離世，這種角色突然結束了。你可能會空閒下來，覺得自己失去了目標。在親人去世後重建自己的生活，並不容易，但之於你而言很重要。

在親人離世後的時間，不僅僅是為了哀悼，也是逐漸重建友誼，重新發現你的興趣和愛好的時機。踏出每一步。你可以開始找朋友或家人一起吃午餐、喝杯咖啡，或是短暫的散步。也許你想安排每週和一個或多個朋友、家人見面，確保每週有些時間可以重新建立社交關係。

列出過去你擁有的愛好、活動和興趣，以及一直想追求但從未有時間去做的事情。然後挑選其中一兩個開始行動。例如，也許在你照顧親人責任變得重要之前，你喜歡去博物館。現在是計畫前往博物館的時候了，不論是獨自還是與他人一同，開始建立在照顧結束後的新生活。也許你一直想參加烹飪課程、學習縫紉或做義工。這些活動可以填補你過去花在照護上的時間。要理解重新開始的過程需要時間。有些日子你可能沒有動力或精力邁出第一步。要耐心對待自己，並且專注於前方的道路。

總結

雖然討論親人去世可能令人不適，但我們認為做好準備是最好的選擇。和親人討論他們生命的結束。考慮進行這些討論可能會引起不舒服的感覺，但這能讓你們做好準備，為未來做好規劃。請仔細考慮安寧緩和醫療、生死的議題、後事，以及遺體和大腦該怎麼處理等事宜。想一想你是否希望在親人臨終時在場。處理哀傷，並在親人過世後為自己的未來做好準備是很重要的。尋找必要的資源來應對你在哀傷過程中可能感受到的眾多情緒。在照顧結束後為自己建立新生活。

讓我們看看一些例子來說明在本章學到的知識

Q 我和我所愛的人從未討論過死亡。我知道我應該要開啟這個話題，但我不知道如何去開口。

A 很多人覺得談論死亡和臨終是令人不舒服的，有時不知從何談起。談論死亡並不一定要是一個冗長的談話。你可以以比較輕鬆的方式循序漸進地談論這個話題。你可以簡單地告訴你的親人，你想更了解他們對於臨終的期望，並表示他們隨時都可以準備好與你討論。

A 也有可能，即使你盡力了，但你的親人可能還是不願討論與死亡有關的任何事情。在這種情況下，考慮你對他們的了解，做出合乎情理的猜測，想一想他們可能會希望他們的臨終後事會是怎樣的。

Q 我以為我已經準備好面對我所愛的人的死亡了。我原以為我會為他們不再受苦而感到寬慰。但我發現自己感到不知所措和沮喪。我的家人們住得很遠，而且我忙於照顧我所愛的人，已經好幾個月沒有真正和朋友交談過了。現在我大多數時間都是孤獨的，沒有事情可以做。有些日子我甚至不想起床。我應該怎麼辦？

A 哀悼是一個複雜而困難的過程。我們對失去親人的反應並不總是如我們所預期的那樣。沒有人應該單獨面對哀傷。每個人在哀傷過程中都需要支持——特別是當你感到孤單、沮喪撲面而來時。找一個在你居住地區的支持團體，與其他正在經歷類似情況的人互相交流。考慮與心理治療師或哀傷輔導員見面，他們可以成為你的支持來源。在親人去世後重建自己的生活可能會很困難，但是絕對是可以做到的。從小事開始著手，打給一位有一段時間沒見面的朋友，約他一起散步。報名參加一個課程或加入健身房，讓自己走出家門。最重要的是要往前看。

詞彙表

（包括其他疾病和神經解剖學的用語）

注意：這些定義涉及記憶、記憶喪失、失智症和本書討論的老年疾病，它們
並非通用定義。神經解剖學也包含在此，以供有興趣的人參考。

- **酒精相關性失智症（Alcohol-related dementia）**：酒精可透過兩種主要方
  式導致大腦永久損傷，進而導致失智症。在酒精中毒時，個人更容易因摔倒
  或與人打鬥而導致腦部創傷。這些與外傷相關的頭部損傷通常損傷額葉，導
  致抑制力減低（disinhibition）（參見額葉的相關內容）。第二種方式是當
  飲用酒精結合營養缺乏，特別是硫胺素（thiamine）（維生素B₁）缺乏。這
  種結合會導致記憶回路的多個部位退化（乳狀體和丘腦前核），導致永久且
  有時嚴重的健忘症。有酒精相關性失智症風險的人應每日攝取硫胺素。

- **阿茲海默症**：由兩種可以在顯微鏡下觀察到的病理所引起的大腦疾病，包括
  澱粉樣斑塊和神經纖維糾結。症狀通常以記憶喪失開始。

- **澱粉樣斑塊正子斷層造影（PET）**：參見PET造影的相關內容。

- **澱粉樣斑塊**：腦細胞的 β 澱粉樣蛋白，以及其他物質的顯微集合，存在於腦
  細胞之間和外部。β 澱粉樣蛋白是阿茲海默症中積聚的一種蛋白質。

- **肌萎縮性脊髓側索硬化症（ALS）**：一種退化性疾病，影響運動功能，涉及
  上下肢，最終影響頭部所有肌肉，導致說話、吞嚥和呼吸困難，最終導致死
  亡。有時會與額顳葉失智症一起發生。

- **APOE-e4基因**：一種增加罹患阿茲海默症風險的基因。

- **基底核**：位於大腦中心深處的結構，對許多功能至關重要，包括習慣性或程
  序性學習。在阿茲海默症中，通常會保存基底核，因此患有阿茲海默症的人
  可能能夠學習新的習慣和程序。在帕金森氏症中，基底核會因多巴胺缺乏而
  受損，導致動作緩慢、僵硬和顫抖。

- **乙醯膽鹼酯酶抑制劑**：通過抑制乙醯膽鹼的分解而改善記憶的藥物，乙醯膽鹼是大腦中重要的神經傳遞物質。多奈哌齊（商品名為愛憶欣）、重酒石酸卡巴拉汀（商品名為憶思能）和加蘭他敏是三種常用於治療記憶障礙和失智症（包括阿茲海默症、路易氏體失智症和血管型失智症）的乙醯膽鹼酯酶抑制劑。

- **慢性創傷性腦病變（CTE）**：由頭部重複受到打擊而引起的一種進行性思考、記憶、情緒和行為障礙，例如拳擊和足球中常見的情況。需要注意的是，這些打擊不需要嚴重到導腦震盪才會造成損害。

- **臨床試驗**：研究新療法以改善認知、行為或功能，或是那些有關減緩腦部疾病衰退的研究。在大多數試驗中，一些人接受新型藥物，而另一些人則服用安慰劑，分配方式是隨機的。

- **實質化（Consolidation）**：新記憶最初由海馬迴等相關部位在顳葉形成，然後成為儲存在皮質中的舊記憶的過程。快速動眼期（REM）和非REM睡眠對實質化的形成都很重要。

- **皮質**：大腦的外層，儲存舊記憶的地方。

- **皮質基底核退化症**：影響思考、記憶、行為和運動的退化性疾病，會導致失智症。不同於大多數其他失智症的是，它通常始於一條手臂或腿的不對稱活動，使該肢體功能喪失。肢體開始笨拙，進展到失能，最終變得僵硬且難以移動。有些人會出現顫抖、肢體似乎會自行活動、行為或人格上變化，或是講話變得費力且不流暢。

- **CT造影檢查**：使用X光的腦部造影研究，可以顯示萎縮和中風的狀態。

- **失智症**：當思考和記憶問題達到獨立功能受損的程度時。

- **路易氏體失智症**：參見路易氏體失智症的相關內容。

- **糖尿病**：糖尿病可能以兩種主要方式導致記憶喪失和失智症。當血糖濃度控制不佳時，可能會增加中風風險，導致血管型失智症。此外，如果血糖濃度過低（低於正常範圍），它可能會損害海馬迴，這個地方是形成新記憶的腦部區域。

- **記憶扭曲**：當記憶改變或與另一個記憶混淆，使其不再準確時。

- **錯誤記憶**：當一個人記得的事情是在現實上從未發生過的。

- **額葉**：位於大腦前部，就在額頭後方，負責許多認知和行為功能。額葉可以使我們集中注意力，讓我們能夠有效地儲存、搜尋和整理記憶。左額葉將單詞轉換成聲音和句子。額葉還調節行為，內部和底部部位能抑制社交上不適當的反應，外部和頂部部位能探索我們身處的環境。

- **額顳葉失智症**：影響行為最重要的退化性腦部疾病。通常還存在與思考和記憶有關的問題，無動力或慣性、同情心或共感力的喪失以及異常的進食行為。

- **海馬迴**：位於大腦內側和下側的記憶中樞，位於兩側頭部的太陽穴兩側，就在眼睛後面。左海馬迴有些專門用於記住文字和事實資訊，而右海馬迴則用於非語言和情感資訊。

- **人類免疫缺陷病毒相關神經認知障礙（Human immunodeficiency virus（HIV）–associated neurocognitive disorder，簡稱HAND）**：HIV疾病會透過單獨或伴隨機會性感染，可能導致認知障礙和失智症。常見症狀包括難以處理資訊和執行複雜任務。記憶問題也可能發生，通常是由於學習困難和資訊搜尋能力受損。

- **路易氏體症／路易氏體失智症／路氏體型失智症**：一種退化性腦部疾病，其症狀通常包括以下一些組合：帕金森氏症特徵、視覺異常（包括幻覺）、夢遊行為、注意力和警覺度的不穩以及思考和記憶困難。

- **邊緣系統為主年齡相關TDP-43腦病變（Limbic-predominantage-related TDP-43 encephalopathy，簡稱LATE）**：一種退化性腦部疾病，引起的症狀類似阿茲海默症。通常當懷疑有阿茲海默症但 β 澱粉樣蛋白的變化在澱粉樣蛋白PET造影或腰椎穿刺的脊髓液中沒有觀察到時才能確定。

- **腰椎穿刺**：通常稱為脊髓穿刺，是一種從背部抽取少量脊髓液的程序。可以分析該液體中的 β 澱粉樣蛋白和tau蛋白，這兩種蛋白在阿茲海默症中會出現異常的濃度。

- **地中海飲食**：少數對腦部健康有益的飲食之一。包括魚類、蔬菜、橄欖油、酪梨、堅果、水果、豆類和全穀物。

- **輕度認知障礙（MCI）**：當注意到記憶和／或思考能力下降，並且在思考和／或記憶測試中存在損傷但日常功能基本正常時使用的術語，所以個人並沒有失智症。這是一個失智前的階段。個人可能因阿茲海默症、腦血管疾病、路易氏體失智症或其他疾病而患有輕度認知障礙。（有關更多資訊，請參閱我們的另一本書《管理記憶的七個步驟》。）

- **MRI造影**：使用強力磁鐵進行腦部成像研究，能顯示萎縮和中風的狀態。

- **多發性硬化症（作為失智症的致病原因）**：一種腦部和脊髓的疾病，在這種疾病中，神經周圍的絕緣體（神經絕緣體）被自體免疫過程破壞。它通常會在數小時或幾天內出現明顯的症狀，這些症狀可能會解決或不會解決。許多多發性硬化症患者永遠不會出現認知問題或失智症。當失智症出現時，通常表現為操作速度減慢，無法執行複雜的活動，並且容易或產生異常的大笑和哭泣（假性延髓情緒）。

- **神經纖維糾結**：細胞在微觀鏡下顯示出「糾結」的死亡腦細胞骨架和營養系統部分。這些由tau蛋白組成的糾結在細胞受到澱粉樣斑塊或其他過程損傷後形成。

- **神經檢查**：一種專門評估大腦和神經系統的身體檢查。包括測試視力、聽力、力量、感覺、運動、步態和反射。

- **神經學家**：一位專門診斷和治療大腦和神經系統疾病的醫學博士。

- **神經心理學檢測**：一種包括面談、問卷調查和筆試或電腦測試的全面測試，評估思考、記憶、情緒和行為的不同方面，以確定大腦的不同部位功能狀況。其結果會用於指導診斷和治療。

- **神經心理學家**：一位心理學家在使用和解讀筆試、電腦測試和問卷調查方面接受了高級培訓，以幫助診斷腦部疾病並提供實用建議。

- **常壓性水腦症**：由大腦內過多液體引起的疾病，導致步態減緩、小步快走的情況；急於跑到洗手間排尿；以及注意力、思考和記憶力下降。

- **枕葉（Occipital lobes）**：大腦的後部和下部，負責視覺感知。眼睛將圖像（例如一隻狗）轉換成神經脈衝，通過神經傳遞到大腦後部的枕葉。左枕葉在視野的右側（例如狗的頭部，如果面向右邊）再現圖像，右枕葉在視野的左側（例如狗的身體）再現圖像。一旦狗的圖像被枕葉再現，圖像就被傳送到顳葉和頂葉。

- **頂葉**：大腦的後部和上部，對注意力和空間功能至關重要；在阿茲海默症、路易氏體失智症和腦後部皮組織萎縮的早期過程中就會受到影響。如果一張狗的圖像到達你的頂葉，你將知道狗在哪裡；以及牠面對的方向；牠是走路、奔跑還是站著的。頂葉還有助於集中注意力。在這裡，頂葉功能是非對稱的：右頂葉可以專注於左側或右側，而左頂葉只專注於右側。這種不對稱性意味著如果左頂葉受損，仍然可以專注於兩側，但是如果右頂葉受損，則無法專注於左側，左側的事物將被忽視。

- **帕金森氏症**：一種造成運動緩慢、緩慢的拖行步態和顫抖等症狀的退化性大腦疾病。其他症狀可能包括嗅覺喪失、便秘和快速動眼睡眠行為障礙。可以透過藥物進行治療。

- **PET造影**：正子斷層造影（PET）就像一種「從內到外」的X光。在X光中，輻射從發射器穿過身體，然後收集在膠片或X光探測器上。對於澱粉樣斑塊或tau糾結物的PET掃描，輻射會內置於一個微小的分子中，這個分子被設計成附著在澱粉樣斑塊或tau糾結物上。該分子透過手臂的靜脈注射進入，如果大腦中有任何澱粉樣斑塊或tau糾結物，它將附著在它們上面。然後檢測附著在斑塊或糾結物上的分子輻射情況，並在X光探測器上進行檢測。

- **腦後部皮組織萎縮（Posterior cortical atrophy）**：雖然本身不是一種疾病，但這個術語是用來描述患有失智症的人，視覺問題是他們最明顯的症狀，而其他認知功能（如記憶、語言和行為）多少能保持正常。名稱源於大腦的後部受到最嚴重影響的原因。

- **原發性年齡性tau病變（Primary age-related tauopathy，簡稱PART）**：一種退化性疾病，其中tau神經纖維糾結發展在顳葉，導致認知速度變慢並且難以執行複雜的任務。人們認為它不會導致失智症。

- **原發性進行性失語症：** 一種首先主要影響語言的退化性大腦疾病。

- **進行性上眼神經核麻痺症（PSP）：** 影響思考、記憶、行為、功能、平衡、語言和眼睛運動的退化性大腦疾病。患者通常開始時眼球運動減慢和由於平衡差困難而步態不穩。他們通常會進展到視線往下有困難、經常跌倒、語言困難和吞嚥問題，以及思考、記憶和行為上的障礙。

- **假性延髓情緒：** 一種在失智症中常見的疾病，患者可能會在幾乎沒有刺激的情況下大笑或哭泣。可以進行治療。

- **快速遺忘：** 即使資訊已經被充分理解，也會很快被遺忘，這常常導致重複問問題，並且重要的事情被忽視，比如忘記關瓦斯爐。

- **中風：** 當從心臟送血到大腦的動脈被阻塞時，該部分的大腦沒有得到足夠的血液並死亡。由於問題與血管有關，中風通常被稱為「血管性疾病」或有時被稱為「腦血管疾病」，以強調問題出在大腦或「腦部（cerebrum）」的血管上。小血管病性中風是由於大腦中小動脈和微小動脈的阻塞而導致的，通常是無法察覺的，只能通過CT或MRI造影檢測出來。

- **主觀性認知衰退：** 當一個人自己注意到了思維和／或記憶的下降，並且足夠引起關注以向醫生尋求幫助時使用的術語，但測試思維和記憶是正常的，而日常功能也是正常的。（有關更多信息，請參閱我們的書《管理您的記憶七步驟》。）

- **Tau蛋白：** 是大腦細胞骨架和營養系統的一部分。另請參見神經纖維糾結的相關內容。

- **Tau正子斷層造影掃描：** 參見PET造影的相關內容。

- **顳葉：** 顳葉會告訴你你正在看什麼，以及與之的情感聯繫，此外還儲存你的詞彙。如果一個狗的圖像到達你的顳葉，你就能識別圖像為狗，包括牠的毛色是什麼顏色，以及牠是哪個品種。左顳葉包含你的詞彙，將意義轉換為單字。在每個顳葉中都有大腦的情感中樞，其名為杏仁核，它是杏仁形狀的結構。當圖像到達杏仁核時，會產生適當的情感反應：如果牠是你的狗，則會產生親情，如果你以前從未見過這條狗，則會產生警戒。

- **甲狀腺：**位於頸部的一個腺體，可以產生甲狀腺激素。異常的甲狀腺激素濃度可能導致記憶力受損、注意力困難、易怒、情緒不穩定、不安和混亂。

- **血管型認知障礙：**由中風導致的認知障礙。

- **血管型失智症：**由中風導致的失智症。

- **維生素B12：**維生素B12缺乏可能導致嚴重的思考、記憶和情緒問題。有些人需要B12注射，因為即使他們的飲食攝入正常，他們也無法吸收B_{12}。

- **維生素D：**維生素D缺乏與整體失智症風險增加（特別是阿茲海默病風險）有關。

台灣失智症照護資源

照護中心

衛福部「長期照護」網站有各縣市完整的失智症照護與服務資源，包含失智簡易辨識問卷、共同照護中心清冊和各縣市的共照中心，還有失智照護的服務資訊，詳見：https://1966.gov.tw/LTC/cp-6456-69825-207.html　另外，也整合了公家、私人「失智照護服務資源地圖」詳見：https://reurl.cc/g4gj67

長照2.0

衛福部設立的長照2.0，隨著人口老化與照顧服務需求多元化，為因應失能、失智人口增加所衍生之長照需求，詳見：https://1966.gov.tw/LTC/mp-207.html

長照四錢包

長照2.0提供了「照顧及專業服務」、「交通接送服務」、「輔具服務及居家無障礙環境改善服務」、「喘息服務」等四項補助，簡稱「長照四包錢」。可以撥打長照專線1966申請四錢包補助，或是洽詢家庭照顧者關懷專線0800-507272。更多訊息詳見：https://www.familycares.com.tw/intro.php.

駕駛

台灣失智症協會與澳洲臥龍崗大學合作發展「失智症與安全駕駛決策輔助（DDDA）手冊」中文版：https://drive.google.com/file/d/1FVZn3U5LePOlTBCdX45kH9uGoyLKgmmQ/view

台灣失智症協會（Taiwan Alzheimer's Disease Association，TADA）

是國際失智症協會（Alzheimer's Disease International，ADI）的正式會員，積極發展衛教失智症患者和家屬的多元服務，擁有豐富的照護資訊。還有「長照地圖」可以迅速搜尋到你住家附近的機構，詳見：http://www.tada2002.org.tw/About/IsntDementia

運動

國民健康署推動「銀髮健身俱樂部」，將在全國規劃288處「銀髮健身俱樂部」，欲搜尋各縣市的據點名單，請參考：https://www.hpa.gov.tw/File/Attach/16998/File_23830.pdf

更多資訊詳見：https://www.mohw.gov.tw/cp-5265-66197-1.html

走失

1. 若您的家人有走失的疑慮，台灣有「愛的手鍊」可以申請，申請辦法與地點參見：https://www.oldpeople.org.tw/pop/pages/a3f169d3d01d4becae62eada64ba4188

2. 現在市面上的手機、追蹤定位器、智慧手錶，大多有內建GPS失智老人防走失定位，甚至有「跌倒偵測」等系統，若發生意外會發出警示聲。

3. 「守護BB CALL」是款走失的APP。若長者確認走失，也可以趕快發送協尋公告，讓廣大用戶協助搜尋。

互助家庭計畫

例如瑞智互助家庭、溪口互助家庭等都是台灣失智症家庭社區充電站，提供家家戶戶的支持網路，讓家庭照顧者能學習照護訓練和互相支持，並且提供喘息的空間，讓照護者與他人交流。

失智社區

失智友善社區是一個接納失智者、減少失智症汙名化之友善環境。各縣市的失智症社區詳見：http://tada2002.ehosting.com.tw/Support.Tada2002.org.tw/NewsDtl.aspx?pk=574

長者人權門診

「長者人權門診」由國立中正大學台灣法律資訊中心施慧玲教授兼主任發起，結合法律、醫學、心理、金融等跨領域專家，為長者解決人權侵害議題，秉持著「預防重於治療，調解勝於訴訟」的理念來服務長者的需求。設有保養班和互助家庭，提供專家諮詢和喘息服務。詳見：https://taiwanlii.ccu.edu.tw/p/404-1153-40066.php?Lang=zh-tw

臨時看護

若照護者需要短暫的休息時間，無論是政府或民間都有臨時照護可以申請，像是家天使提供臨時短期的照護，或是天主教失智老人基金會提供提供3小時以上的喘息服務等。也可以向政府申請補助，這些都是可以善用的資源。

失智症交流社團

若您想要分享或是尋找豐富的照護資源，也可以參與失智症討論社團，像是「失智症照護互助交流」（網址：https://www.facebook.com/groups/Dementia.rehab/）等

失智症照顧外籍看護培訓計畫

One-Forty與臺北市立聯合醫院失智症中心合作，發起從移工視角出發設計免費的失智症照顧教材，包含中印雙語的教學影片與系列手冊。教材提供照護者免費下載：https://one-forty.org/tw/blog/dementia

失智治療及研究中心

臺北榮民總醫院成立的「失智治療及研究中心」，致力於失智症的推廣、診療和研究。詳見：https://wd.vghtpe.gov.tw/dtrc/Fpage.action?muid=1&fid=10078

關於作者

　　安德魯·E·巴德森（Andrew E. Budson）在哈弗福德學院獲得學士學位，主修化學和哲學。隨後，他以優異成績畢業於哈佛醫學院，並在布萊根婦女醫院 （Brigham and Women's Hospital）擔任內科實習生。接著，他參加了哈佛-朗伍德神經學住院醫師培訓計劃（Harvard-Longwood Neurology Residency Program），並在高年級時被選為首席住院醫師。他隨後在布萊根婦女醫院進行了行為神經學和失智症方面的研究，並加入了該醫院的神經科。在布萊根婦女醫院擔任阿茲海默症臨床試驗副醫學主任期間，他參與了眾多治療阿茲海默症的新藥臨床試驗。

　　在臨床培訓之後，他在哈佛大學丹尼爾·薛克特（Daniel Schacter）教授指導下，作為實驗心理學和認知神經科學博士後研究員研究記憶領域，進行了三年的研究。在哈佛醫學院擔任五年的神經科學助理教授後，他加入了波士頓大學阿茲海默症研究中心和貝德福德退伍軍人醫院老年研究教育臨床中心（GRECC）。在貝德福德退伍軍人醫院的5年期間，他擔任了多個職位，包括門診服務主任、副臨床主任，後來擔任了整個GRECC的主任。2010年，他轉到波士頓退伍軍人醫療中心，目前擔任教育副主任、認知與行為神經科主任，以及翻譯性認知神經科學中心的主任。還擔任波士頓大學阿茲海默症研究中心的外展、招聘和教育主任，波士頓大學醫學院神經科學教授，以及哈佛醫學院神經科學講師。巴德森醫師自1998年以來一直獲得國家衛生研究院和其他政府研究資助，包括國家研究服務

獎和職業發展獎，以及研究計畫（R01）和退伍軍人事務優異獎的資助。他已在當地、國家和國際上進行了超過650場專業演講，其中包括倫敦皇后廣場的認知神經科學研究所、德國柏林以及英國劍橋大學。

他在通過同行評審的期刊上發表了100多篇論文，其中包括《新英格蘭醫學雜誌》、《大腦（Brain）》和《皮層（Cortex）》等期刊，並擔任了50多個期刊的審稿人。他曾於2008年獲得美國神經學會頒發的諾曼‧格施尚溫德行為神經學獎（Norman Geschwind Prize），以及2009年的老年神經學研究獎。他目前的研究是利用實驗心理學和認知神經科學的技術來理解阿茲海默症和其他神經疾病患者的記憶和記憶扭曲。在退伍軍人事務部波士頓醫療保健系統的記憶障礙診所的任職期間，他既治療患者，又教授醫學生、住院醫師和研究員。他還在位於麻薩諸塞州牛頓的波士頓記憶中心看診。在不工作或寫作時，他喜歡與家人共度時光、旅行、跑步、滑雪和騎自行車。

莫琳‧K‧奧康納（Maureen K. O'Connor）畢業於伊薩卡學院（Ithaca College），獲得心理學和宗教學的學士學位，並以優異成績畢業。她在印第安納大學的心理學博士學位中專注於在大衛‧拉波特（David LaPorte）博士的指導下區分憂鬱症和阿茲海默症。她曾在耶魯大學醫學院進行博士前實習，在那裡為成年人進行門診和住院記憶評估，涵蓋各種診斷類型，包括失智症、創傷性腦損傷和中風。隨後，她在康奈爾醫療中心／史隆凱特林紀念癌症中心（Sloan Kettering Cancer Center）完成了一年的博士後住院醫師培訓，並在貝德福退伍軍人事務醫院／波士頓大學醫學院完成了另外兩年的住院醫師培訓。

　　在2005年，她接受了在貝德福退伍軍人事務醫院擔任神經心理學主任的職位。在那個職位上，她建立了記憶診斷診所，專門評估和治療有記憶喪失的老年榮民。2008年，她獲得了美國專業心理學協會的神經心理學認證。2009年，她獲得了印第安納大學賓夕法尼亞州自然科學和數學學院的青年校友成就獎。她曾擔任麻薩諸塞神經心理學會的董事會成員、進修教育委員會主席，以及擔任國家神經心理學院的教育委員會主席和理事。2014年，她在波士頓大學醫學院神經科學系晉升為助理教授。她擔任波士頓大學阿茲海默症研究中心的外展、招聘和教育核心的副主任，目前是研究教育組的主任。她的研究興趣包括了解和發展改善記憶損失成年人及幫助提供照護的家庭成員生活的干預措施。

　　2005年，她獲得了波士頓大學阿茲海默症研究中心的一項初步研究資助，以研究運動訓練對認知的影響。2006年，她獲得了美國國家阿茲海默症協會的新研究人員研究資助，旨在研究照護者培訓對管理失智症中神經精神症狀的影響。2014年，她獲得了一項研究、康復和發展高峰獎，其研究旨在教育老年人關於大腦老化和認知衰退的干預措施以及影響腦老化的生活方式因素。她最近將國家老年研究所的資助用於研究夫妻關係在應對失智症診斷過程中的變化，以及對疾病結果的貢獻。除了她的研究工作外，奧康納醫師也持續評估和治療記憶喪失的患者，同時教授神經心理學的博士生、實習醫生和住院醫師。在空閒時間，她喜歡跑步、烹飪，與丈夫、女兒和家犬布魯斯共享天倫之樂。

國家圖書館出版品預行編目資料

失智症完整照護計畫：六個簡單步驟指引,給照顧者最全面的管理指南 / 安德
　魯.E.巴德森(Andrew E. Budson), 莫琳.K.奧康納(Maureen K. O'Connor)著；劉又
　菘譯.——初版.——臺中市：晨星出版有限公司，2024.05
　面；公分.——（健康百科；68）

譯自：Six steps to managing Alzheimer's disease and Dementia : a guide for families

ISBN 978-626-320-830-8（平裝）

1.CST: 失智症 2.CST: 阿茲海默症 3.CST: 健康照護

415.934　　　　　　　　　　　　　　　　　　　　　　113004745

健康百科 68

失智症完整照護計畫
六個簡單步驟指引，給照顧者最全面的管理指南

作者	安德魯・E・巴德森（Andrew E. Budson）、莫琳・K・奧康納（Maureen K. O'Connor）
譯者	劉又菘
主編	莊雅琦
編輯	張雅棋
網路編輯	黃嘉儀
封面設計	賴維明
美術編排	曾麗香
創辦人	陳銘民
發行所	晨星出版有限公司 407台中市西屯區工業30路1號1樓 TEL：04-23595820　FAX：04-23550581 E-mail：service-taipei@morningstar.com.tw http://star.morningstar.com.tw 行政院新聞局局版台業字第2500號
法律顧問	陳思成律師
出版日期	西元2024年05月15日（初版）
讀者服務專線	TEL：02-23672044／04-23595819#212
讀者傳真專線	FAX：02-23635741／04-23595493
讀者專用信箱	service@morningstar.com.tw
網路書店	http://www.morningstar.com.tw
郵政劃撥	15060393（知己圖書股份有限公司）
印刷	上好印刷股份有限公司

可至線上填回函！

定價 490 元
ISBN 978-626-320-830-8